기적의
**골타
요법**

수술·시술하지 않고 디스크, 관절염이 완치된다

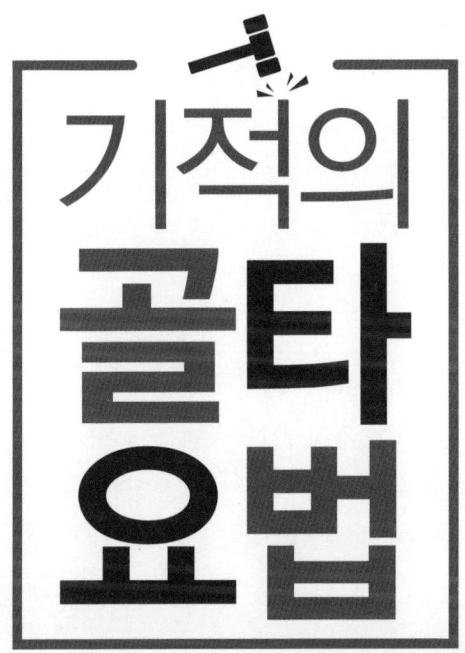

골타요법 창시자 **유홍석**(본케어 한의원 원장) 지음

사우

척추와 오장육부의 건강을 개선하는 혁신적인 치료법

척추는 우리 몸을 지지할 뿐 아니라 전신 오장육부의 생리·병리에 관여합니다. 따라서 척추에서 관할하는 신경이나 경락의 조절을 통해 인체의 건강을 유지하는 한의학적 연구가 최근 주목받고 있습니다.

저는 골타요법으로 유명한 유홍석 원장의 원고를 매우 감명 깊게 보았습니다. 국소적 현상보다는 전일적 생명력을 강조하는 한의학의 관점에서, 골타요법은 척추의 균형을 잡아주며 오장육부의 건강을 개선하는 혁신적인 치료법입니다. 실제로 골타요법을 통해 다수의 환자가 치료되었다는 보고를 바탕으로 이에 대한 이론과 다양한 임상례가 각광을 받고 있습니다.

골타요법에 관한 서적 출간은 한의사는 물론, 통증과 질병에 시달리는 환자를 포함한 모든 사람에게 큰 의미가 있습니다. 척추의 중요성을 알림과 더불어 인체 건강에 대한 새로운 원리를 제공하였다는 점에서 불후의 서적이 될 것을 기대하며, 이 책을 적극 추천합니다.

_김성훈(경희대학교 한의과대학 병리학 주임교수)

40년 노하우의 결정체

힉창시절부터 알아온 유홍석 원장이 한의학에 입문하여 열정적으로 한방 진료와 한의학 탐구에 매달리는 모습을 40년이 넘도록 보아왔습니다. 저서를 출간한다는 것은 그가 자신의 분야에 많은 지식과 경험이 있을 뿐 아니라, 이를 집대성하고 하나의 체계를 갖추어냈다는 뜻입니다. 또한 그간 쌓은 지식과 경험의 결정체를 세상과 공유하는 일이기도 합니다. 유홍석 원장의 보람된 나날을 축원합니다.

_김형래(이화여자대학교 생화학교실 교수)

희망의 발판, 골타요법!

목과 허리, 어깨의 극심한 통증과 불편함. 그것은 20대 초반 3년을 냉골에서 지낸 특별한 시간이 선사한 '골병'이었다. 80년대 초반 서울대 학생회장이던 내가 감옥에서 세 번의 겨울을 보냈을 당시, 그곳의 환경은 요사이 TV에서 볼 수 있는 것과는 사뭇 달랐다. 밤마다 얇은 송판 위에 허술한 담요 한 장을 깔고 잠을 청해야 했다. 송판 바로 아래에 있는 흙의 냉기가 밤새 올라와 담요 아래가 축축해지곤 했다. 목과 허리가 뻣뻣해지는 증상과 함께 찾아오는 통증은 그때 얻은 것이었다. 고통을 덜기 위해 지난 30여 년 무던히 시간과 돈을 들여 침, 마사지, 교정 등등 안 해본 것이 없지만, 결과는 마찬가지였다. 칠삭둥이로 태어나 남들보다 옥살이의 타격이 컸겠거니 하고 몸의 불편함을 적당히 받아들이며 살아온 나에게, 우연히 접한 골타요법은 새로운 희망을 주었다. 아프지만 시원하고, 뼈와 자세의 변화가 느껴지고, 평시 스스로의 노력을 더하면 오랜 고질을 다잡을 수 있다는 기대감도 갖게 되었다. 온갖 시도를 했음에도 한계에 부딪혔던 분들께 권해본다. 새로운 희망의 발판이 열릴 것이다.

_김민석(전 국회의원)

허리 통증이 없는 꿈같은 아침을 맞이하다

군대에서 허리를 다친 뒤 마흔에 디스크가 재발해 온갖 병원을 전전하고 심지어 유명한 안마사를 찾아가기도 했지만 통증은 점점 심해지기만 했습니다. 걷기도 힘든데다 잠조차 잘 수 없게 되자 우울증까지 오더군요. 결국 수술을 받았지만 2개월 반 만에 재발하고 말았습니다. 인대강화주사, 허리에 좋다는 신발과 보조치료제, 강화운동기구까지 동원해도 소용이 없었지요. 2차 수술을 받은 뒤 3개월 만에 다시 증상이 재발했고, 병원에서는 인공디스크 이야기를 꺼냈으나 저는 그 어떤 치료방법도 믿지 못하는 상황이었습니다.

그러던 중 처남의 소개로 유홍석 원장님을 만났습니다. 어린 시절 골절된 적이 있는 꼬리뼈와 군 시절 다친 고관절 이상으로 인한 척추의 구조적인 문제를 해결해야 한다는 이야기를 들었습니다. 골타요법으로 골반을 바로잡고 그 위에 서 있는 척추를 원래의 상태로 회복시키면 허리도 낫는다는 원장님의 말씀에 치료를 받기로 결심했습니다.

골타 치료를 서너 번 받을 때까지는 통증이 오히려 심해지는 것 아닌가 하는 의심이 들곤 하더군요. 하지만 7회 1세트 치료가 끝날 무렵, 참으로 오랜만에 허리 통증이 없는 아침을 맞이하게 되었습니다. 저에게는 꿈만 같은 일이었습니다.

특히 놀라운 사실은, 10년이 넘도록 저를 괴롭혔던 심장까지 건강해졌다는 것입니다. 내로라하는 병원에서 진단을 받고 치료를 받아도 낫지 않았던 부정맥 증상이 흉추 교정을 받은 뒤로는 사라졌습니다.

워낙 여러 차례 수술을 받았던 터라 아직 통증이 완벽하게 해결된 것은 아니지만 처음과 비교하면 현재 제 허리는 믿을 수 없을 만큼 좋아졌습니다. 저는 지금도 원장님과 골타요법을 신뢰하며 치료를 받고 있습니다. 제 머릿속에서 '포기'라는 단어를 지우게 해준 원장님께 감사드립니다. 이 책을 통해 저와 같은 모든 분들이 건강한 삶에 대한 희망을 되찾기를 기도합니다.

_백승재(변호사)

여는 글
이제까지 없던 새로운 통증 치료법

"원장님은 어쩌다 뼈를 다루게 되셨나요?"

내가 가장 자주 듣는 질문 중 하나다. 한의사라고 하면 보통 맥을 짚거나 침을 놓는 모습을 떠올리기 마련인데 난데없이 망치를 들고서 뼈를 두드리고 있으니 궁금증이 생길 법도 하다.

15년이 넘도록 외길을 걸은 결과, 이제 골타(骨打)요법을 받기 위해 멀리 외국에서 바다를 건너 나를 찾아오는 사람들도 있다. 한편으로는 아직 많은 사람들이 이 치료법을 생소하게 여긴다. 골타요법의 치료 원리를 듣고 직접 그 효과를 실감한 뒤에야 고개를 끄덕인다. 그러고는 어떻게 이런 방법을 생각해냈는지 묻고는 하는 것이다.

나는 생전에 무릎 통증으로 고생하셨던 아버지로 인해 뼈에 관심을 갖게 되었다. 아버지는 혹시나 아들이 신경을 쓸까 집에서 멀리 떨어진 병원으로 가서 스테로이드 주사를 맞으며 버티셨던 분이다. 약효가 떨어지면 더 강한 통증에 시달렸지만 지인들에게는 "아들이 치료해줘서 그런지 안 아파."라고 말씀하셨단다. 나중에 그 이야기를 들었을 때 나는 울컥 솟구치는 감정에 고개를 숙일 수밖에 없었다.

아버지가 돌아가신 뒤 통증에 시달리는 환자들의 하소연이 더욱 절절하게 와 닿았다. 아침에 눈을 뜨면 오늘은 또 얼마나 아플까 겁이 난다는 40대 직장인, 극심한 통증 때문에 자다가 수시로 깬다는 50대 주부, 허리 통증이 심해 일도 하기 싫고 무기력하기만 하다는 30대 디자이너, 그저 조금만 덜 아프다 갔으면 좋겠다는 60대 남자…….

생전에 무릎 통증으로 고통스러워하던 아버지를 속수무책으로 떠나보내고, 통증을 호소하며 괴로워하는 환자들을 수시로 만나면서, 나는 완전한 통증 치료법을 찾기 위해 열심히 공부하기 시작했다. 밤낮으로 양방의 근육학과 생리학 서적을 탐독했지만, 책에 실려 있는 것은 끝도 없이 이어지는 해부도와 각 부위에서 발생하는 질병의 이름뿐이었다. 원인에 대한 설명은 부족했고, 치료법은 빈약했다. 어디에서도 내가 원하는 답을 찾을 수 없어 절망하던 어느 날, 아주 단순한 사실에 생각이 미쳤다. 무릎은 다리뼈의 관절이며, 다리뼈는 고관절을 통해 골반과 연결되어 있다는 사실이었다. 이것이 비로 구조의학인 골타요법의 출발점이다.

몸이 아프다는 것은 자율신경시스템이 고장 난 것

골타요법은 '구조가 기능을 지배한다'는 원리를 바탕으로 한다. 인체는 다양한 조직으로 이루어진 구조물이며, 그 구조물의 중심은 뼈다. 얼핏 보면 위장병의 원인은 위장에 있고 피부병의 원인은 피부에 있는 것 같지만, 우리 몸의 모든 문제는 구조가 변형되는 데서 시작된다. 기둥에 문제가 있으면 벽과 지붕 등 집 안 곳곳에 균열이 생기듯 척추가 틀어지면 몸 구석구석에 병이 생기는 것이다.

오랜 시간 환자를 진료하면서 나는 2가지 사실을 깨달았다. 첫째, 인체는 어떠한 상황에서든 스스로를 지키려 한다는 점이다. 모든 증상은 우리의 몸이 살기 위해 취하는 조치라고 할 수 있다. 두 번째는 몸을 살리기 위한 수단이 바로 '피'라는 사실이다. 뇌는 온몸에 피를 보내도록 명령해 각 기관과 조직이 제 역할을 하게끔 만든다. 이것은 우리 몸의 '자율신경시스템' 덕분에 가능한 일이다.

그런데 척추의 뼈가 틀어지면 그곳을 지나는 신경과 혈관이 눌리면서 자율신경시스템에 빨간불이 켜진다. 신경이 압박을 받으니 통증이 생기고, 피가 잘 돌지 않아 해당 신경과 연결된 장기가 제 기능을 하지 못한다. 구조의 변형이 기능의 이상으로 이어지는 셈이다.

한마디로, 척추가 바르게 서 있지 못하면 통증을 비롯해 크고 작은 질환이 생긴다. 이는 곧, 척추를 바로잡으면 수많은 질병을 다스릴 수 있다는 뜻이기도 하다.

골타요법은 말 그대로 뼈에 직접 타격을 가해 뼈를 움직인다. 틀어졌던 뼈가 제자리를 찾아갈수록 눌려 있던 신경과 혈관도 제 기능을 되찾고, 그 결과 통증과 각종 질환 또한 거짓말처럼 나아진다. 자율신경시스템이 회복되기 때문이다.

증상은 여러 가지여도 원인은 하나

극심한 통증을 호소하는 환자 중에 어느 한 곳만 아프다고 하는 사람은 거의 없다. 목과 어깨, 허리와 골반 등의 통증과 함께 두통과 불면증, 생리통 등 딱히 원인을 찾을 수 없는 증상들도 가지고 있다. 당뇨나 고혈압과 같은 만성질환을 앓는 환자 또한 무척 많다.

오래전 나를 찾아온 환자 중에 스스로를 '종합병원'이라고 칭했던 분이 있다. 그분은 목부터 꼬리뼈, 무릎까지 아프지 않은 곳이 없었다. 혈압과 혈당치가 높았고, 항상 머리가 깨질듯이 아픈가 하면 어지럼증도 있다고 했다. 가능한 방법을 모두 동원해도 증상은 쉽게 완화되지 않았다.

"그래도 원장님한테 침 맞고 약도 먹으면 한동안 참을 만해요."

그분의 말을 들을 때마다 치료자인 나는 안타까운 마음이 컸다. 환자도 처음과 달리 완치에 대한 기대감을 조금씩 내려놓는 듯 보였다. 그럼에도 불구하고 그분은 골타요법에 대해 듣고는 꼭 치료를 받아보고 싶다고 했다. 처음 들어보는 치료법임에도 통증에서 벗어나고 싶다는 절박함이 있었던 것이다.

진단 결과 그분의 척추는 역시나 심각한 상태였다. 척추를 받치고 있는 골반이 틀어지면서 아래로는 고관절이 제 위치에서 벗어났고, 위로는 척추의 뼈들이 뒤틀려 있었다. 양쪽 골반의 수평이 맞지 않아 양다리에 실리는 하중이 다르니 한쪽 무릎과 발바닥에 통증이 생겼다.

특히 흉추 5~7번이 많이 틀어져 췌장으로 가는 신경을 압박했다. 이 때문에 췌장에 피가 제대로 돌지 않고 인슐린 분비에 문제가 생겨 혈당치가 잡히지 않는 것이었다. 또한 경추가 추골동맥을 누르고 있어 두통과 어지럼증이 수시로 찾아왔다.

골타치료를 한 회, 한 회 진행할 때마다 효과는 빠르고 정확하게 나타났다. 골반이 수평을 찾자 걸을 때마다 무릎과 발바닥을 찌르는 듯했던 통증이 거의 사라졌고, 흉추가 제 위치로 돌아가면서 혈당이 떨어졌다. 경추까지 교정을 모두 마친 뒤에는 두통이 사라지고 머리가 맑아졌다.

"예전에는 움직일 때마다 여기저기 삐거덕거렸는데 요즘은 몸이 정말 가벼워요."

통증 없이 마음껏 다닐 수 있게 된 것이 꿈만 같다며 그분은 무척 행복해하셨다. 낫고자 하는 의지는 항상 강했지만 그동안 어느 병원에 가든 퇴행성 질환이라며 어쩔 수 없다는 말만 들었다고 한다.

증상이 아니라 원인을 치료하는 획기적인 치료법

'퇴행성'이라거나 '신경성', '스트레스성'이라는 말은 원인이 아니라 결과를 의미한다. 신경을 많이 쓰고 스트레스를 받아서 아픈 것이 아니다. 신경성 소화불량이나 스트레스성 질환은 모두 원인이 모호한 증상에 붙은 진단명일 뿐이다. 디스크로 불리는 추간판탈출증도 마찬가지다. 요추 디스크가 탈출해 신경을 누르는 현상은 결과일 뿐인데 '왜 디스크가 탈출할 수밖에 없었을까?'라는 생각은 하지 않고 오로지 시술이나 수술만 떠올리니 끊임없이 재발이 되는 것이다. 기울어진 기둥을 내버려둔 채 금이 간 벽을 메우고 지붕을 수리해봤자 무슨 소용이 있겠는가.

　질병의 근본적인 원인을 규명하지 않는 이상 치료는 불가능하다. 통증과 만성질환에 있어 골타요법이 새로운 해답이 되는 이유가 여기에 있다. 이미 드러난 결과를 손보는 것이 아니라 그 원인이 되는 척추 변형을 바로잡아 통증을 근본적으로 해결하기 때문이다. 신경과 혈관에 가해지던 압박이 사라지면 만성질환과 난치성 질환까지 치료가 된다.

　2000년대 초반, 한의사로서 이미 20년 가까운 경력을 가지고 있던 나는 골타요법을 내세워 새로운 첫발을 내딛었다. 주위에서는 위험한 모험이라고 생각했으나 나에게는 확신이 있었다. 그 확신이 틀리지 않았음을 수많은 환자들이 보여주고 있다. 골타요법은 근거 없는 민간요법이나 비과학적인 믿음이 아니다. 환자들을 통해 매일 그 효과를 확인하고 있는 전인적 차원의 치료 방법이다.

　이를 깨닫는 데 실로 오랜 시간이 걸렸다. 더 일찍 알았다면 아버지의 무릎도 치료해드릴 수 있었을 텐데, 하는 안타까움이 나에게는 여전히 남아 있다. 그럴수록 더욱 많은 환자들과 한의사들에게 골타요법을 알려야 한다는 의무감이 생기기도 한다.

　무엇보다, 쉽게 낫지 않고 끊임없이 재발하는 통증과 만성질환, 그리고 원인 모를 증상으로 고통 받는 환자들이 골타요법을 통해 치유의 기쁨을 누렸으면 한다. 부족한 필력이나마 틈틈이 글을 쓰고 책을 준비한 이유도 절망에 빠진 환자들이 통증에서 벗어나기를 소망하기 때문이다.

이 책으로 인해 더욱 많은 사람들이 뼈에 관심을 가졌으면 좋겠다. 뼈가 얼마나 중요한지 알고 자신의 뼈에 관심을 가지면 누구나 스스로 척추 건강을 지킬 수 있다. 척추가 건강하면 100세까지 질병 없이 건강하게 살 수 있다.

나는 이 책에 통증에 관한 진실부터 각종 질병의 원인과 치유 원리, 척추 건강을 지키는 습관과 운동법까지, 그동안 내가 골타요법을 개발해 연구하고 환자를 치료하며 얻은 지식을 아낌없이 담았다. 환자는 물론 나까지 놀라게 한 회복 사례들을 소개하는 동시에 의학 및 한의학과 무관한 사람도 충분히 이해할 수 있도록 쉽고 재미있게 설명하고자 애썼다.

이 책을 읽음으로써 골타요법에 대해 알게 되고 건강을 되찾는 사람이 있다면 나는 더 바랄 것이 없겠다. 그것이야말로 선친을 추모하는 길인 동시에 통증 치료에 매진한 한의사의 뒤늦은 꿈이다.

이 책이 나오기까지 많은 도움을 주신 이지영 한의학 박사께 이 자리를 빌어 감사의 말씀 전한다.

2018년 4월 유홍석

차례

여는 글 이제까지 없던 새로운 통증 치료법 · · · · · · · · · · · · · · · 7

CHAPTER 1 통증에 관한 오해와 진실

근육을 강화하면 통증이 해결될까? · 21
    몸 좋은 근육맨의 남모를 고통
    운동, 잘못하면 독이 된다

마사지로 통증을 줄일 수 있을까? · 27
    효과가 일시적이라는 게 문제
    마사지를 받으면 안 되는 경우

통증, 잘못된 자세가 원인일까? · 31
    먼저 바로잡아야 하는 것은 자세가 아니라 뼈
    청소년의 키를 키우는 가장 효과적인 방법

나이 들어 생기는 퇴행성 질환이라는데, 나을 수 있을까? · · · · 37
    '퇴행성'이라는 진단이 의미하는 것
    우리가 '시술'에 대해 갖고 있는 환상

뼈를 건드리면 더 아프지 않을까? · 42
    아무리 효과가 좋아도 안전하지 않다면 무슨 소용!
    굽은 등이 심장과 폐에 미치는 영향

CHAPTER 2 척추의 변형이 만병을 부른다

건강의 열쇠, 혈액순환 · 49
    피가 구석구석 잘 돌면 온몸이 건강하다
    혈액순환을 방해하는 장애물

통증과 질병이 생기는 2가지 이유 · 54
    척추가 틀어져 신경을 누르니 여기저기가 아프다
    뼈가 제자리를 찾으면 피가 잘 돈다

S라인 척추 없이는 S라인 몸매도 없다 · · · · · · · · · · · · · · · · · 58
    현대인이 반드시 알아야 할 최소한의 척추 상식
    척추는 오장육부와 신경을 보호한다
    척추라는 기둥을 튼튼하게 만드는 것이 급선무

건강한 척추의 10가지 특징 · 63
　　체열사진이 척추 상태에 대해 말해주는 것
　　가벼운 통증, 척추에 관심을 가지라는 신호
척추가 망가지는 3단계 · 68
　　고관절의 변형: 허리병은 허리가 아니라 골반에서 시작된다
　　TIP 내 골반은 어떨까? 골반 변형을 확인하는 자가진단법
　　추간공 협착: 뼈와 뼈 사이의 공간이 좁아진다
　　힘의 변형: 더 이상 좁아질 공간이 없으면 틀어져버린다
만병의 근원, 척추 변형 · 78
　　흉추 8번을 자극하면 당뇨병이 낫는 원리

CHAPTER 3
통증부터 만성질환까지 한번에 낫는 골타요법의 원리

병의 증상이 아니라 근본을 치료한다 · · · · · · · · · · · · · · · · · 85
　　혈액순환이 안 되면 아무리 좋은 약도 소용이 없다
　　구조에 문제가 생겼으니 구조를 바꾼다
뼈를 두드려 통증을 치료하는 골타요법을 완성하다 · · · · · · · 90
　　도대체 통증은 왜 생기는 걸까?
　　뼈를 두드리는 치료법의 신기한 효과
　　마침내 뼈를 두드리는 최적의 도구를 찾아내다
원인을 치료해 재발하지 않는 척추 교정의 3단계 · · · · · · · · · 97
　　좌우 고관절의 균형을 맞춘다
　　좁아진 뼈 사이를 벌려준다
　　뒤틀린 뼈를 바로잡는다
　　꾸준한 척추 운동이 필수
손상된 자율신경시스템을 복구한다 · · · · · · · · · · · · · · · · · 103
　　누구에게나 바로 효과가 나타난다
　　난치병 치료의 기틀을 마련하다
병의 근본 원인을 잡는다 · 108
　　척추를 교정하면 면역력이 좋아진다
　　부분이 아니라 전체를 치료한다
꼬리뼈, 무시하면 큰 병 만든다 · · · · · · · · · · · · · · · · · · · 114
　　'오리궁둥이' 남성의 전립선 발병률이 높은 이유
　　틀어진 꼬리뼈가 고혈압, 두통, 탈모의 원인
디스크 수술, 해야 하나 말아야 하나 · · · · · · · · · · · · · · · · 119
　　수술 후 통증이 재발하는 이유
　　인대 수술 후 골반이 틀어진 30대 남자
　　관절은 한번 닳으면 끝이라고?

CHAPTER 4 수술·시술 없이 통증 잡는 가장 효과적인 방법

고질적인 허리 통증, 완치할 수 있다 · 127
요추 본래의 기능을 회복하는 것이 관건
이제 20대인데, 척추에 퇴행이 빨리 찾아와서 방법이 없다고요?

두개골을 받치고 있는 경추의 중요성 · · · · · · · · · · · · · · · · · · · 134
경추는 혈압과 직결된 기관
목의 통증, 절대 가볍게 여기지 말라

인체의 대들보 골반 지키기 · 139
출산 후 다이어트보다 골반 교정이 더 시급하다
틀어진 골반으로 인해 생기는 여러 가지 질병

어깨부터 무릎까지 아픈 관절 치료법 · · · · · · · · · · · · · · · · · · · 145
고관절, 통증 치료에서 가장 먼저 살펴봐야 하는 기관
연골은 재생이 안 된다?
TIP 고관절, 평소에 지키자! 골반 변형을 예방하는 운동법

교통사고 후유증과 만성통증의 진실 · · · · · · · · · · · · · · · · · · · 152
교통사고 치료가 다 끝났다는데 왜 계속 아플까
만성통증, 치료가 안 되는 게 아니라 방법이 달라져야 한다

CHAPTER 5 골타요법, 이런 병도 고친다

당뇨도 척추가 뒤틀려 생긴다 · 159
10분 만에 혈당이 떨어지는 메커니즘
식이요법 없이도 당뇨 완치할 수 있다

척추 교정으로 좋아지는 고혈압 · 164
도대체 혈압은 왜 높아지는 것일까
"통증 치료를 했는데 혈압도 떨어졌어요!"

성기능 장애와 뼈의 관계 · 168
'이쁜이수술'과 케겔운동만으로는 해결이 안 된다
사정 횟수와 전립선암의 연관성

생리통부터 난임까지, 자궁 건강의 원리 · · · · · · · · · · · · · · · · 173
난임, 아무 이상이 없다면 자궁의 위치가 문제
꼬리뼈 교정으로 기적처럼 임신에 성공한 일본인

경추를 바로잡으면 비염도 낫는다 · 179
비염은 염증 치료로 낫지 않는다
코로 숨 쉬어야 전신이 편안하다

비만, 체질이 아니라 뼈가 문제다 · 183
척추를 교정하면 얼굴이 작아지고 피부가 좋아진다
음식을 한쪽으로만 씹지 말아야 하는 중대한 이유

우울과 불면, 마음이 문제? · 187
    마음의 병은 몸에서 온다
    불면증이 보내는 신호

원인 모를 증상, 척추를 의심하자 · · · · · · · · · · · · · · · · · 191
    역류성 식도염의 새로운 치료법
    여러 가지 병이 치유되는 단순한 원리

CHAPTER 6 척추 건강 지키는 9가지 생활습관

한 가지 자세로 오래 있지 않는다 · · · · · · · · · · · · · · · · 197
걷는 데도 방법이 있다 · 200
척추를 자주 자극한다 · 203
아침마다 5분 동안 절을 한다 · · · · · · · · · · · · · · · · · · · 205
의자에 앉을 때 올바른 자세 · 207
뒷주머니에 종이 한 장도 넣지 않는다 · · · · · · · · · · · 210
침대와 베개 선택이 중요하다 · · · · · · · · · · · · · · · · · · 212
틈틈이 벽을 잡고 다리를 흔든다 · · · · · · · · · · · · · · · · 214
우리 아이 척추 건강 지키기 · 216

CHAPTER 7 하루 30분 척추 건강 지키는 셀프운동법

척추와 골반 주위 근육을 강화하는 운동 · · · · · · · · · 224
틀어진 척추를 바로잡아 요통을 치료하는 운동 · · · 225
혈액순환, 당뇨, 고혈압을 개선하는 운동 · · · · · · · · · 225
목 디스크, 어깨 통증, 불면증을 개선하는 운동 · · · 226
척추 전체 운동 · 227
척추의 유연성을 위한 운동 · 228
굽은 어깨를 펴는 운동 · 229
어깨 통증, 뒷목 당김, 손 저림을 개선하는 운동 · · 230
거북목 예방 운동 · 231
보행이 부족한 사람을 위한 혈액순환 개선 운동 · · 232
피로 회복에 좋은 운동 · 233

CHAPTER 1

통증에 관한 오해와 진실

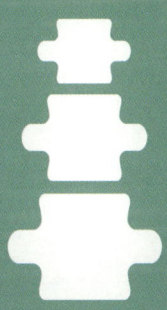

척추의 변형은 그곳에 붙어 있는 근육만이 아니라 다른 곳에 위치한 뼈, 그리고 그 뼈에 붙은 근육에까지 영향을 미친다. 놀라울 만큼 온몸 구석구석에 관여하고 있다. 내가 환자들에게 섣불리 운동을 하지 말라고 하는 까닭은 이와 같다. 근육을 강화하는 운동은 뼈를 제자리로 돌린 다음의 일이다. 뼈를 치료하지 못하면 인대와 근육이 망가지고 여기에 대응 못 하면 그다음 단계에서 병이 생긴다. 폴대가 구부러진 상태에서 텐트를 쳐보았자 기울기만 할 것 아닌가. 무엇보다 먼저 뼈대가 바로 서야 함은 인간뿐 아니라 세상 만물의 이치다.

근육을 강화하면 통증이 해결될까?

한 50대 여성 환자가 극심한 어깨 통증을 호소했다. 나를 찾아오기 두어 달 전부터 시작된 통증이었다. 멀쩡히 자고 일어났는데 그날따라 어깨가 너무 아프더란다. 처음에는 잠을 잘못 잤나보다 하고 대수롭지 않게 여겼으나 통증은 점점 심해졌고, 결국 팔이 올라가지 않는 상태가 되었다. 환자는 그제야 어깨에 찜질을 하고 마사지를 받는 등 어깨에 신경을 쓰기 시작했다. 그래도 차도가 없어 병원에 갔더니 오십견이라며 수술을 권했다.

"나이가 있다보니 수술받기가 무서워요. 괜히 건드렸다가 잘못되는 건 아닌가 해서요."

이런 고민을 하는 환자가 참 많다. 나이가 어느 정도 있는 사람들은 어깨가 아프면 바로 오십견을 의심한다. 대부분 "요즘 갑자기 어깨가 아프다"라고 말한다. 하지만 컵에 조금씩 떨어지던 물이 점점 차오르다가 어느 순간 넘쳐버리듯 오랜 시간 누적된 문제가 드러난 것이다. 오십견이란 말 역시 50대에 많이 생기는 어깨질환이라는 뜻에서 붙은 통칭이지 병명은 아니다. 회전근개파열, 유착성 관절낭염 등 갖가지 병명 또한 통증의 원인이 아니라 하나의 진단명일 뿐이다.

오십견 수술을 원하지 않는 환자들은 스테로이드 주사와 같은 시술을 택하기도 하는데, 이는 급한 불만 끄는 격이다. 당장 염증을 가라앉히면서 일정 기간 통증을 줄일 수는 있으나 근본적인 해결책이 되지는 않는다. 부작용이 있는 만큼 과용을 피해야 하므로 통증이 생길 때마다 매번 시술을 받을 수도 없는 노릇이다.

통증을 호소하는 사람에게 전문가라는 사람들은 흔히 근육을 강화하는 운동을 처방한다. 통증의 원인이 뼈가 아니라 근육에 있다고 보기 때문이다. 나는 운동을 열심히 하고 있다는 환자들에게 "무작정 운동부터 하시면 안 됩니다."라고 말씀드리곤 하는데, 그럴 때마다 모두 의아해한다. 운동을 만류하는 한의사는 처음 본다는 눈치다.

몸 좋은 근육맨의 남모를 고통

운동이 아무 효과가 없다는 것은 아니다. 근육을 움직이면 휘어진 뼈와 강직된 근육에 눌려 있던 신경과 혈관이 이완되기 때문에 편안함을 느낄 수 있다. 물론 이는 근육이 굳어 있는 사람들에게 해당되는 이야기다. 나이 든 사람들은 산에 다녀오면 몸이 개운하다고 하지만 젊은 사람이 등산을 좋아하는 경우는 별로 없듯이, 마사지도 어른들은 시원하다며 좋아할지언정 10대들은 그 기분을 이해하지 못한다. 아직 근육이 강직되지 않은데다가 눌려 있는 신경과 혈관도 없기 때문에 압박을 받으면 도리어 아프기만 하다.

그런데 근육이 굳어 있는 사람이라 할지라도 근육을 자극해서 얻는 효과는 오래가지 않는다. 시간이 지나면 다시 몸이 결리고 아프다. 근육을 밀거나 당기고 누르며 문지르는 행위로는 근본적인 원인이 개선되지 않기 때문이다.

우리 한의원에는 종종 '헬스광'인 사람들이 찾아온다. 몸이 좋고 건강해 보이지만 정작 본인들은 어딘가 불편을 느낀 탓이다. 대부분은 자신의 뼈가 휘어 있는 줄 모르고 무조건 운동만 열심히 한 경우다.

근육은 뼈에 붙어 있다. 쉽게 말해 뼈에 밧줄을 매달아놓고 움직이는 조직이다. 뼈가 틀어짐에 따라 근육도 늘어나거나 줄어드는 등 변화가 생긴다. 뼈가 삐뚤어져 있다면 근육 또한 양쪽의 평형이 깨지게 되므로 그 편차를 맞추기 위해 서로 다른 강도와 방법으로 운동을 해야 할 것이다. 인체의 구조에 대한 지식이 많지 않고 자신의 척추 상태를 모르는 보통 사람들에게는 쉽지 않은 일이다.

그러니 이제부터 차근차근 내 몸의 구조, 특히 뼈에 대해 공부를 해나가도록 하자. 운동은 그다음에 해도 늦지 않다.

운동, 잘못하면 독이 된다

모든 근육이 제 힘을 발휘하기 위해서도 버팀목인 뼈가 튼튼해야 한다. 물이 세차게 흐르는 강바닥에 떨어진 물건을 쉽게 주우려면 누군가 날 잡아주어야 하지 않겠는가? 내가 근육이 아닌 뼈에 직접 자극을 가하는 골타요법을 개발한 이유도 여기에 있다.

그런데 대부분의 운동은 뼈 얘기를 쏙 빼놓고 근육 타령만 한다. 혹은 근육을 강화하는 방식으로 뼈 건강을 추구하니 순서가 바뀐 셈이다. 카이로프랙틱이나 도수치료 역시 주로 근육을 움직여 뼈를 교정하는 방식이다. 뼈를 다룬다고 해도 골반부터 제대로 자리를 잡게 하고, 문제가 되는 척추로 차근차근 접근하는 골타요법과는 다르다. 그러니 치료 효과가 지속될 리 없다. (이에 대한 자세한 설명은 3장에 나온다.)

시간이 흐르면서 인간의 근육이 약해지고 있는 만큼 근육을 중심으로 하는 치료법 또한 날이 갈수록 그 효과가 떨어지고 있다. 옛날에야 일할 때도 놀 때도 몸을 움직일 수밖에 없었다. 대다수가 농사를 지었으며 놀이문화도 오늘날과 달랐다. 내가 어릴 때만 해도 아이들이 비석치기나 땅따먹기, 다방구를 하고 놀았으니 컴퓨터 앞에 앉아 게임을 하는 요즘 아이들과 비교하면 운동량과 근육량이 많을 수밖에 없었다. 현대인의 생활방식은 점점 더 몸을 움직이지 않는 방향으로 흘러갈 것이다. 따라서 약해진 근육을 가지고 뼈를 움직여보려 한들 뼈의 가동범위는 좁아지기만 할 것이다.

나는 오십견 환자에게도 골타요법을 이용해 척추부터 교정한다. 왜 어깨가 아닌 척추를 치료해야 하는지 고개를 갸웃하는 환자들이 많지만, 몇 번의 치료만으로 나타나는 효과를 직접 확인하며 모두들 만족한다. "어깨를 턱까지만 겨우 올릴 수 있었는데 이제 다 돌아가네요!" 하면서 좋아하는 환자를 사나흘에 한 명꼴로 볼 정도다. 앞서 언급했던 50대 환자도 마지막 치료 후 웃으며 집으로 돌아갔다. 처음으로 보는 밝은 얼굴이었다. 어깨 통증이란 워낙에 날카로워 자기도 모르게 얼굴을 찡그리게 되고 짜증이 나는 탓이다. 팔을 제대로 움직일 수 없어 아무것도 하지 못하는 만큼 무력감 또한 상당하다.

척추를 교정하여 근육을 회복시키는 원리는 다음 장에서 자세히 설명하겠지만, 간단히 말해 해당 근육으로 가는 척추 신경을 부활시키는 것이다. 오십견은 아래쪽 목뼈와 등줄기 윗부분의 뼈가 변형되었을 때 나타나는 통증이다. 이 부위에 문제가 생기면 신경과 혈관이 눌리면서 오랜 시간 동안 서서히 혈류장애를 일으켜 어깨를 지탱하는 인대와 근육의 힘이 약화된다. 어깨는 체중의 9퍼센트에 해당하는 팔을 매달고 다니며 온갖 작업을 하느라 안 그래도 피곤하다. 게다가 인대와 근육까지 약해지니 팔의 무게를 이전처럼 감당하지 못하게 된다. 결국 팔이 어깨관절에서 살짝 빠져나가는 '아탈구' 상황에 이른다.

팔이 미세하게 빠져나가면 어깨는 비상사태를 선포한다. 더욱 심각한 문제가 생기면 안 된다는 위기의식에 보호 작용을 하는 셈인데, 이것이 바로 흔히 말하는 '석회화'이다. 인대와 근육이 딱딱하게 긴장하고 굳어가면서 팔이 몸에서 떨어져나가지 않도록 붙잡는 것이다. 이때 가장 많은 힘을 쓰는 근육의 집합체가 '회전근개'다. 회전근개는 팔의 아탈구 방지를 위해 항상 긴장 상태다. 또한 생활하면서 다양한 충격을 받기도 한다. 그러다보니 손상되거나 파괴되기도 쉽다.

이렇듯 척추의 변형은 그곳에 붙어 있는 근육만이 아니라 다른 곳에 위치한 뼈, 그리고 그 뼈에 붙은 근육에까지 영향을 미친다. 놀라울 만큼 온몸 구석구석에 관여하고 있다. 내가 환자들에게 섣불리 운동을 하지 말라고 하는 까닭은 이와 같다. 근육을 강화하는 운동은 뼈를 제자리로 돌린 다음에 해야 한다는 의미다.

병을 치료하는 첫 번째 순서는 무조건 뼈다. 뼈를 치료하지 못하면 인대와 근육이 망가지고 여기에 대응 못 하면 그다음 단계에서 병이 생긴다. 왜 그토록 뼈를 강조하느냐 묻는 사람들에게 나는 텐트를 떠올려보라고 말한다. 폴대가 구부러진 상태에서 텐트를 쳐보았자 기울기만 할 것 아닌가. 무엇보다 먼저 뼈대가 바로 서야 함은 인간뿐 아니라 세상 만물의 이치인 듯싶다. 이 말을 뼛속 깊이 새겨야 건강을 누릴 수 있을 것이다.

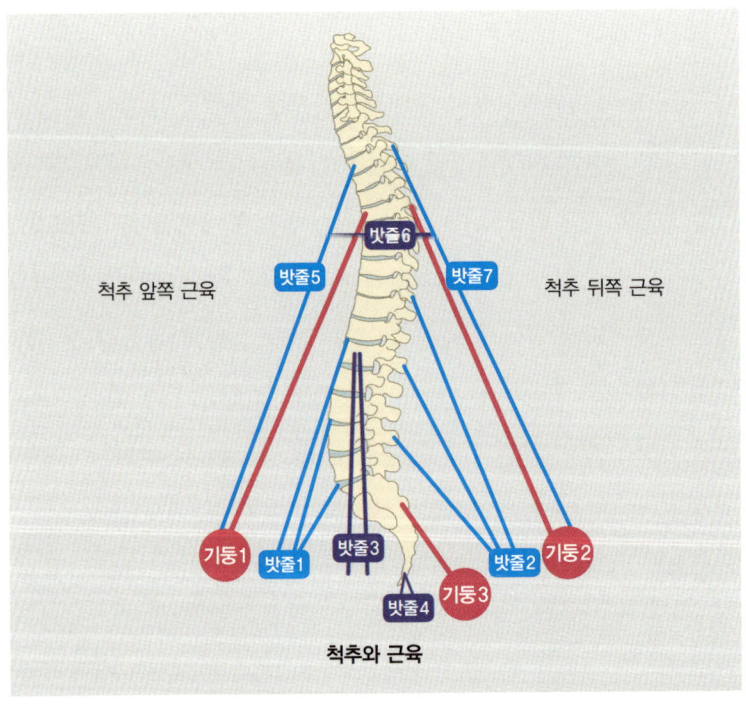

척추와 근육

마사지로 통증을 줄일 수 있을까?

"마사지를 받으러 갔는데 목이랑 어깨가 너무 심하게 뭉쳐서 건드리기가 어렵다고 하더라고요."

진료를 받으러 온 한 환자가 이런 말을 했다. 그녀는 아이 셋을 키우는 엄마였다. 고개를 유연하게 움직이지 못할 뿐만 아니라 팔을 조금만 많이 쓰면 목에 통증을 느끼는 등 상태가 좋지 않았다. 8년 동안 쉴 틈 없이 육아와 집안일에 매달리다보니 치료에 신경 쓸 겨를이 없었다고 한다. 안 되겠다 싶어 뭐라도 해보려고 마사지 숍에 갔더니 손대기 어려운 상태라는 대답을 들었다.

통증에 시달리는 많은 사람들이 의외로 마사지 숍을 많이 찾는다. 아프면 치료를 받아야 하거늘 병원 문턱을 넘는 일이 아무래도 쉽지 않은가보다. 나도 한의원을 찾기 전 마사지 숍부터 들러보았다는 환자들을 종종 만나곤 한다.

효과가 일시적이라는 게 문제

그 어느 때보다 마사지가 인기를 끌고 있다. 번화가를 지나다보면 두 건물 건너 하나씩 마사지 숍이 있을 정도다. 태국이니 중국이니 국적(!)도 다양하거니와 스포츠, 아로마 등 그 방법도 가지각색이다. 저렴한 가격으로 고급 서비스를 즐기기 위해 아예 동남아로 마사지 여행을 가기도 한단다. 그 목적이 치료이든 휴식이든 현대인들이 마사지를 좋아하는 것만큼은 분명한 사실이다.

내 지인들 중에도 마사지를 좋아하지 않는 사람은 거의 없다. 이유인즉슨, 어깨에 허리, 무릎까지 안 쑤시는 곳이 없는데 시원한 '손맛' 한번 보면 그나마 풀린다는 것이다. 딱딱하게 굳은 근육을 부드럽게 풀어주니 기분이 좋지 않을 리 없다. 그런데 얼마 지나지 않아 하나같이 하는 말이 있다.

"그때뿐이네……!"

분명 마사지를 받은 직후에는 몸이 개운했는데, 그 효과가 지속되지 않더라는 것이다. 나는 금방 다시 통증이 생기더라며 툴툴대는 지인들에게 돈을 내고 돌아서는 순간부터 다시 아프지 않더냐고 농담을 던지곤 한다. 한마디로 '괜히 돈 썼다'는 이야기다.

마사지를 받지 말라는 말이 아니다. 마사지의 효과를 간과하는 것도 아니다. 다만 마사지로는 통증의 원인을 없앨 수 없다. 그래서 시간이 조금만 지나면 '말짱 도루묵'이 되는 것이다.

마사지는 손이나 발, 그 외 다양한 도구를 이용해 굳은 근육을 누르고 문지르는 행위다. 도인안교(導引按蹻)라 하여 밀고, 당기고, 누르고, 골격을 맞추어 기를 순환시키는 원리인 한방 물리치료와도 상통하는 면이 있다.

근육이 딱딱하면 곁을 지나는 신경과 혈관이 눌려 그 부위가 저리거나 아프다. 따라서 마사지로 근육을 부드럽게 풀어주면 신경과 혈관이 덜 눌리게 되면서 통증도 줄어든다. 문제는 이 상태가 오래가지 않는다는 것이다. 통증의 근본적인 원인은 대개 틀어진 뼈에 있기 때문이다.

마사지를 받으면 안 되는 경우

앞서 근육 강화가 통증을 해결하지 못하는 이유에 대해서 설명한 바와 같이, 모든 근육은 뼈에 붙은 채로 힘을 쓴다. 근육이 딱딱하게 굳는 과정은 척추를 비롯한 뼈의 틀어짐을 막기 위한 나름의 노력이다. 뼈가 변형되지 않도록 오랜 시간 힘을 주다보니 '근육 강직'으로 이어진 것이다. 즉, 뼈가 제자리를 찾지 못하는 이상 근육은 계속 뼈의 변형을 막기 위해 애써야 한다. 부드럽게 풀어줘도 다시금 단단해질 수밖에 없다.

심지어 근육을 자주 풀어주면 오히려 뼈에 나쁜 영향을 미친다. 근육이 부드러워져 이전처럼 힘 있게 뼈를 지탱하지 못하기 때문이다. 근육이 버텨주지 못하니 뼈는 더욱 빨리, 심하게 틀어져버린다. 특히 나이 든 사람에게 이런 현상이 잦다. 젊은 사람들은 신진대사가 활발하고 자주 힘을 쓰기 때문에 근육이 금방 단단해지지만 나이 든 사람들은 그렇지 못하다.

척추 주변의 근육을 만질 때는 더욱 주의해야 한다. 팔다리의 근육은 풀어주고 이완시켜도 괜찮다. 물론 팔과 다리의 통증이 척추의 변형에서 온 것이라면 마사지로 원인을 치료할 수는 없다. 그래도 뼈 건강이 악화되지는 않는다. 하지만 척추 주변 근육은 다르다. 뼈를 치료하지 않고 근육만 풀어주었다간 풀어진 근육으로 인해 척추 변형이 심해진다.

나는 환자의 척추를 우선 교정하고, 그런 다음에 경직된 근육에 침을 놓는다. 근육 강직으로 생겨난 어혈은 부항으로 치료한다. 가장 먼저 뼈를 치료한 뒤에 근육을 풀어주는 방식이다. 이렇게 하면 뼈가 제대로 자리를 잡고 있으니 근육이 힘을 쓸 필요가 없다. 자연히 금방 굳지도 않는다.

통증에는 이처럼 단계적인 치료가 필요하다. 근육이 강직된 원인부터 해결해야지 결과만 없애려고 하다가는 결국 '돌아서면 또 아픈' 만성통증으로 이어진다. 그러니까 마사지는 심신의 안정이나 기분전환 정도의 목적으로 받는 것이 좋겠다.

통증, 잘못된 자세가 원인일까?

한의원에 찾아오는 환자들 중에는 내가 묻기도 전에 지레 스스로를 탓하는 분들이 있다. 주로 "제가 평소에 자세가 안 좋아서요……." 라고 말하며 목이나 허리 통증의 원인을 자세 탓으로 돌리는 경우가 많은데, 특히 자녀를 데리고 오는 부모님들은 아이가 들으라는 듯 이렇게 이야기한다.

"원장님, 얘는 아무리 말해도 자세를 안 고쳐요. 이렇게 등이 구부정한데도 말이에요."

아이에게 따끔하게 한마디 해주기를 바라시는 눈치지만 내 대답은 늘 같다.

"자세를 바르게 한다고 해서 좋아지는 건 아닙니다."

그러면 대부분 "그래요?" 하면서 금시초문이라는 듯 눈을 동그랗게 뜬다.

물론 오랫동안 구부정한 자세를 유지하는 것이 척추에 좋지 않다는 사실은 의학적인 지식이 없더라도 누구나 인식하고 있다. 걸을 때나 서 있을 때, 앉을 때나 누워 있을 때 바른 자세를 취하는 것이 척추 건강에 좋다는 것을 모르는 사람도 없다. 그런데 많은 사람들이 그 '바른 자세'를 불편하게 느낀다. 지금 의자에 앉아 있다면 당장 허리를 꼿꼿하게 펴고 등받이에 등을 바짝 붙여보자. 대개는 편하지 않을 뿐더러 얼마 안 있어 원래 취하고 있던 자세로 돌아가게 될 것이다.

나는 처음 나를 찾아온 환자들에게 자세를 똑바로 하라고 이야기하지 않는다. 이미 척추가 틀어져 뼈가 본래 모양을 잃은 상태에서는 자세를 바르게 해도 소용이 없을 뿐 아니라 바른 자세를 취하는 것 자체가 어렵기 때문이다.

척추가 'ㄱ' 모양이면 몸은 자연히 그 모양을 따르게 된다. 다른 사람의 눈에는 몸을 90도로 굽힌 채 땅만 보고 다니는 꼬부랑 할머니가 불편해 보여도 그 할머니에게는 그것이 가장 편한 자세다. 그런 분에게 육사생도처럼 꼿꼿하게 허리를 펴라고 할 수는 없다. 불편하기도 하거니와 가능하지도 않다. 반대로 육사생도에게 할머니처럼 허리를 구부린 채 걸어 다니라고 한다면 고문이 따로 없을 것이다.

누구나 마찬가지다. 자세를 바꾸기란 참으로 어려운 일이다. 좋은 자세가 나쁘다는 뜻은 아니다. 다만 우선순위가 틀렸다. '이런 통증에는 저런 자세가 좋다'는 식의 정보가 수도 없이 나돌지만, 먼저 바로

잡아야 할 것은 자세가 아니라 뼈다. 환자에게 자세를 똑바로 하라고 이야기하는 대신 그게 가능하게끔 만들어주어야 하는 것이다.

먼저 바로잡아야 하는 것은 자세가 아니라 뼈

짐승들은 모두 네 발로 걷는다. 4개의 다리가 몸통의 무게를 지탱하고, 척추는 몸의 가장 윗부분에 위치해 어떠한 영향도 받지 않은 채 중심을 잡는다. 척추에 무리가 가지 않는데다가 다리 관절도 두 발로 걷는 인간에 비해 튼튼할 수밖에 없다. 체중을 2가 아닌 4로 나눌 수 있다는 단순한 이유를 넘어, 각 관절이 받는 부하가 훨씬 줄어들면서 상대적으로 더 많은 힘을 비축할 수 있는 까닭이다.

쉽게 말해 척추란 짐승에게 대들보인 반면, 인간에게는 기둥이다. 애초에 대들보로 만들어진 것인데 인류가 허리를 곧추세우고 걷는 순간부터 기둥으로 용도 변경이 된 셈이다. 네 다리로 살아야 하는 구조의 몸이건만 두 다리로만 살다보니 자연히 이상이 생긴다. 같은 원리로, 만일 갑자기 한쪽 다리만 사용해야 한다면 어떻게 될까? 대부분은 한 시간도 제대로 서 있지 못하고, 채 한 달이 지나지 않아 무릎이나 발목, 고관절에 문제가 생기리라 예상된다.

따라서 뼈가 상한다는 것은 어떻게 보면 인간의 숙명과도 같다고 할 수 있다. 그래도 다리가 2개인 덕분에 몸의 균형을 잡고 아래로 향하는 무게를 분산시켜 한평생 사용할 수 있는 것이다. 수명이 긴 거북이가 단지 늙었다는 이유로 다리를 못쓰게 되지는 않는 것처럼 인간도 네 다리를 사용한다면 관절염이나 척추염 없이 더 오래 건강을 유지할 수 있을지 모른다.

청소년의 키를 키우는 가장 효과적인 방법

컴퓨터와 스마트폰의 영향인지 요즘은 어린 나이에도 척추측만으로 한의원을 찾는 환자들이 무척 많다. 두바이에서 살다가 방학을 맞아 한국에 왔다는 한 10대 환자는 목부터 허리까지 척추가 활처럼 둥글게 굽어 있었다. 환자의 어머니는 그동안 치료를 망설였다고 한다. 아무래도 해외에서 거주하다보니 의료보험 문제 때문에 그랬던 모양이다. 그러다가 아들의 상태가 심각해지자 백방으로 수소문한 뒤 나를 찾아온 것이었다.

환자는 요즘 아이답게 틈만 나면 고개를 숙인 채 스마트폰을 들여다보았다. 처음에는 엄마가 시키니까 어쩔 수 없이 따라오는 듯한 느낌이었는데, 한 번 두 번 방문할 때마다 태도가 달라지더니 점점 치료에 적극적으로 임했다. 한창 외모에 신경 쓸 시기여서 그런지 골타요법이 등만 펴주는 게 아니라 키 크는 데 효과가 좋다는 내 말에 솔깃했던가 보다.

6주 뒤 그 환자는 허리가 완전히 펴진 채 두바이로 돌아갔다. 처음에 왔을 때와 비교하면 척추 상태와 자세가 완전히 달라지고 키도 훌쩍 컸다.

10대 환자들은 뼈가 부드러운 만큼 골타요법의 효과가 성인보다 더 빠르고 드라마틱하게 나타난다. 척추 교정은 성장에도 도움이 된다. 키는 척추와 밀접한 관계가 있다. 성장판이 가장 많이 모여 있는 곳은 골반과 무릎 주위다. 그래서 성장을 돕는 전문기관에서는 엉덩이와 무릎을 마사지해 성장판을 자극한다. 그렇게 해야 성장판이 닫히는 속도가 늦어지는 까닭이다. 골타요법은 근육이 아닌 뼈에 직접 자극을 주기 때문에 그 효과가 더욱 크다.

2013년부터 지금까지 4년이 넘도록 보고 있는 학생 환자가 있다. 처음 만났을 때 그 환자는 여덟 살이었다. 교통사고를 당해 전신마취 4번에 부분마취까지 여러 번 하며 수술을 받은 뒤로 원래 있던 틱 증상이 심해진 상태라고 했다. 진료 중에도 가끔씩 화들짝 놀란 듯 몸을 들썩거리면서 "크!" 하는 소리를 냈다. 걱정하던 부모님이 아이의 틱 증상을 치료하기 위해 나를 찾았다.

현재 그 학생은 틱이 치료되었고 키도 많이 컸다. 한의원을 처음 방문했을 때만 해도 키가 131.7센티미터였는데, 2017년 12월에는 162.8센티미터였다. 한창 자랄 시기이긴 하지만 다른 아이들과 비교해도 남다른 속도다. 특히 아버지나 형보다도 키가 크다는 점은 주목할 만하다. 아이의 부모는 자신들을 닮아 키가 작을까 걱정했던 아이가 콩나물 자라듯 쑥쑥 크자 골타요법을 신뢰하게 되었고, 아이는 지금도 한 달에 2번씩 골타치료를 받고 있다. 또래 아이들과 달리 어깨와 등이 굽지 않아 자세도 늘 바르다.

잘못된 자세는 척추 변형의 원인이 될 수도 있지만, 실은 척추 변형의 결과이기도 하다. 결국 자세를 바르게 하려고 애쓰기 전에 그 근본 원인인 척추의 변형을 치료해야 한다.

척추는 꼬리뼈와 골반을 축으로 해서 세워진 구조물이다. 상체의 육중한 무게와 두 발에서 올라오는 압력으로 골반과 척추 사이사이는 세월이 갈수록 좁아지면서 극심한 스트레스를 받는다. 공간을 확보하여 그 좁아진 틈을 넓혀주는 것이 척추 치료의 시작이라고 할 수 있다.

그러니 이제 다짜고짜 자세 탓을 하지는 말자. 더욱이, 바른 자세를 어려워하는 스스로를 자책할 필요는 없다. 네 발로 걷는 사람이 아니고서야 당연한 현상 아니겠는가!

나이 들어 생기는
퇴행성 질환이라는데, 나을 수 있을까?

서울 시내 중심부인 신문로 부근에는 사람들의 눈길을 끄는 독특한 조형물이 있다. 바로 '망치질하는 사람(Hammering Man)'이다. 높이 22미터에 무게만 해도 50톤에 이르는 이 거대한 조각상은 지난 2002년부터 지금까지 주말과 공휴일을 제외하고 쉼 없이 움직이고 있다.

지치지도 않고 허공에 망치를 내리치는 철제 인간을 볼 때마다 내 신세가 떠오른다. 해머링 맨은 주말에 쉬기라도 하지만 나는 토요일, 일요일도 진료와 강의로 시간을 보내니 내가 조금 더 바쁜 게 아닌가 생각도 해본다.

"나는 망치질하는 노예야!"

가끔 지인들에게 이렇게 우스갯소리를 하면 다들 웃는다. 골타요법을 시작한 후로 나는 15년간 거의 매일 환자들의 뼈를 두드려왔다. 아침부터 뼈를 두드리다가 점심시간이 되면 잠깐 밥을 먹고 들어와서 다시 뼈를 두드린다.

골타요법은 치료하는 입장에서 침이나 부항보다 훨씬 힘이 든다. 단단한 뼈를 계속 두드려야 하기 때문에 가끔은 나도 피로를 느낀다. 나는 뼈 건강을 위해 이 책의 마지막 두 장에 소개한 생활습관과 운동을 평소 꾸준히 실천하고 있다. 이것이 환갑을 넘긴 나이에도 왕성하게 골타치료를 할 수 있는 비결이다.

일주일 내내 진료를 하고, 휴일이면 동료 한의사들과 만나 골타요법을 연구하는 나를 보며 놀라는 사람도 있다. 어쩜 그렇게 건강하냐는 것이다. 그러면 나는 늘 '뼈가 튼튼해서 그렇다'고 대답한다. 골타요법으로 뼈를 바로잡으면 나처럼 건강할 수 있음을 알려주는 나름의 '틈새 홍보'다.

'퇴행성'이라는 진단이 의미하는 것

나처럼 나이 많은 환자, 나보다 더 나이 많은 환자 또한 골타치료를 받을 수 있다. 오히려 연세 드신 분들이 수술 외에 다른 치료방법을 찾다가 골타요법을 알게 되어 우리 한의원에 오는 경우가 많다. 그런 분들은 허리가 아프든 무릎이 아프든 병원에 가면 똑같은 말을 듣는다. 퇴행성 질환, 즉 나이가 들어 생기는 병이라는 것이다.

척추관협착증이든 관절염이든 '퇴행성'이라는 말이 붙는 순간, 환자들은 막막해진다. 통증을 치료해야 한다는 생각보다는 어쩔 수 없는 노화 현상이라고 받아들이게 된다. 병원에 가도 달리 뾰족한 방법이 없다. 약물이나 주사, 운동과 물리치료 등으로 통증을 견디다가 더 이상 방법이 없으면 수술을 해야 한다고 믿고 있다.

하지만 알다시피 수술은 근본 치료가 되지 못한다. 가령 인공관절 수술을 받아도 연한이 정해져 있어서 몇 년 후에 고통스러운 수술을 다시 받아야 한다. 허리 수술을 받은 이후 바닥에 앉지 못하거나 몇 년 후 재발해 재수술을 받아야 하는 경우는 비일비재하다.

퇴행성 질환 역시 뼈를 치료하면 완치할 수 있다. "나이가 들어서 생기는 병이라는데 골타요법이라고 효과가 있을까요?" 이렇게 묻는 환자들에게 나는 퇴행성이란 말은 원인이 아니라 결과일 뿐이라고 이야기한다. 신체가 노화하면서 뼈와 관절, 근육 등 몸 구석구석이 약해지는 것은 당연하다. 그러나 나이 든 사람이라고 해서 모두 통증에 시달리는 것은 아니며 최근에는 젊은 사람들도 비만이나 과한 운동 등으로 인해 퇴행성 관절염을 앓기도 한다.

'퇴행성'이라는 진단은 '신경성', '스트레스성'처럼 참으로 애매한 말이다. 신경을 너무 많이 쓰거나 스트레스가 심해서 병이 생기고 아픈 것이라면 '너무 신경 쓰지 말고 스트레스 받지 말라'는 치료법밖에 나오지 않는다. 사람이 어떻게 자기와 관련된 일들에 신경을 안 쓰겠는가? 스트레스를 받지 않고 사는 게 마음대로 되는 일이던가? 신경을 많이 써서 소화가 안 되는 것이 아니라 위장의 기능이 약하니까 소화가 안 되는 것이다. 위가 건강하면 신경을 많이 쓴다고 해서 소화불량이 생기지 않는다.

퇴행성 질환은 뼈가 굳고 그 성분이 빠져나가면서 오는 병이다. 하지만 그 이유가 꼭 '나이'에 있는 것은 아니다. 비뚤어진 척추가 더 근본적인 원인이다.

자동차를 예로 들어보자. 좌우 타이어의 공기압이 다르면 한쪽에만 힘이 쏠리는데, 계속해서 이 상태로 다닐 경우 한쪽 타이어가 심하게 마모된다. 인체 또한 척추가 변형되어 좌우 비대칭 상태로 오랜 시간을 보내면 한쪽으로 체중이 쏠린다. 그러면서 몸의 구조도 변한다. 뼈와 뼈 사이가 좁아져 연골 파괴와 염증 등의 병이 생긴다. 비뚤어진 척추를 교정하고 뼈를 건강하게 하면 치료가 된다는 뜻이다.

우리가 '시술'에 대해 갖고 있는 환상

통증이 생기는 원인에 대한 설명을 듣고 나서도 나이가 많은 환자들은 걱정과 의심을 거두지 못한다.

"뼈가 약하다는데 잘못 건드렸다가 금이 가거나 부러지지는 않을까요?"

수술이 내키지 않아 한의원에 왔는데 가뜩이나 약한 뼈를 두드린다 하니 망설여질 만도 하다.

하지만 골타요법은 무턱대고 뼈를 때리는 치료법이 아니다. 치료 강도와 속도 또한 환자의 상태에 맞추어 진행한다. 보통 사람들이 생각하는 것과 달리 뼈는 자극을 주면 오히려 부드러워지는데, 그래서 나는 골타요법 이후에도 환자들에게 뼈 운동을 적극 권한다. 자주 자극하지 않으면 뼈는 다시 굳어가기 때문이다.

옛날에는 먹고 놀고 일하는 데 반드시 몸을 써야 했다. 농사를 짓고, 손으로 옷을 빨고, 끼니마다 음식을 차려 먹었다. 구슬치기, 비석치기, 땅따먹기…… 모든 놀이가 몸을 움직이는 운동이었다. 절로 근육이 생겼다. 지금은 다르다. 3보 이상 되는 거리는 무조건 자동차를 탄다. 밥은 사 먹을 곳이 널려 있고, 전화 한 통이면 집까지 배달도 해준다. 빨래는 세탁기나 세탁소에 맡기면 된다. 심지어 놀이도 컴퓨터 앞에 가만히 앉아서 한다. 그러다보니 뼈가 약해지고 망가진다.

강남에서도 가장 비싸다는 땅에 속속들이 병원이 생긴다. 성형외과 아니면 척추 병원이다. 지상은 물론 지하철역에서도 척추 병원 광고판을 흔히 보게 된다. 정형외과 중에서도 척추를 중심으로 다루는 병원이 많아진다는 것은 그만큼 환자가 많다는 뜻이다.

양방병원은 홍보가 잘 되어 있는데다가 효과가 빠를 것이라는 환상이 있어 접근하기 쉽다. 수술이 아니라 시술이라고 하면 받는 사람 입장에서는 마음도 편하다. 하지만 시술의 효과는 오래가지 않으며, 수술을 원하지 않는 환자들이 받을 수 있는 다른 치료는 없다.

퇴행성 질환이라며 시술만 반복하는 환자를 보면 참 안타깝다. 남은 평생 주사로 통증을 달래기보다는 골타요법으로 근본적인 원인을 없애기를 바라는 마음이다.

뼈를 건드리면 더 아프지 않을까?

나와 함께 골타요법을 연구하고 환자를 치료하는 한의사들이 있다. 그중 한 분의 이야기가 기억에 남는다. 명절에 친인척들을 만나면 자기에게 골타요법을 받기 위해 줄을 선다고 한다. 침을 놓아주려 하면 다들 손사래를 치고 피하기만 하는데, 골타요법은 받아보니 너무 좋다며 오히려 먼저 하겠다고 나선단다.

"명절 연휴에 쉬기는커녕 평소보다 골타치료를 더 많이 했다니까요?"

그 원장님은 이렇게 말하며 껄껄 웃었다. 요즘은 명절 전에 '망치 꼭 들고 오라'며 연락하는 친척까지 있다고 하니 골타요법 효과가 보통이 아닌 것은 분명하다.

내가 이런 이야기를 하는 까닭은 뼈를 두드려 치료하는 것에 대해 많은 사람들이 우려하기 때문이다. 그러나 골타요법은 위험하지 않다. 어떻게 가족과 친인척을 대상으로 위험한 치료를 할 수 있겠는가. 우리 식구들은 물론 나도 골타요법을 받는다. 환자들에게 하는 치료를 자기 자신이나 식구들에게도 할 수 있다면, 그 치료법은 안전한 것이다.

아무리 효과가 좋아도 안전하지 않다면 무슨 소용!

치료에 있어 가장 중요한 것은 안전성이다. 임상 결과가 아무리 좋다 한들 일부에게 치명적 부작용 등 위험 가능성이 있다면 그 약이나 치료법은 사용해선 안 된다. 우리 조상들 또한 훌륭한 민간요법이라 하더라도 독이 될 수 있다면 쓰지 않았다.

뼈를 건드렸다가 더 잘못되는 것이 아닌가 걱정하는 환자들에게 나는 이러한 사실을 강조한다. 골타요법은 뼈를 무조건 때리는 치료법이 아니다. 누울 자리를 보고 다리를 펴듯 뼈라는 것도 이동할 공간을 확보한 뒤에 이동시킨다. 세상 모든 것이 그러하듯 치료에는 순서가 있고 단계가 있다.

골타요법 도구에 겁을 내는 환자도 종종 있다. 치과에 가면 각종 치료도구가 마치 연장처럼 보여 공포감을 주는데, 골타요법에 쓰이는 망치도 그냥 보면 연장과 다를 바 없다. 하지만 그 구조가 다르다. 보통 망치는 살짝 몸을 두드렸을 때 그 충격이 몸 전체로 퍼져 우웅- 하고 온몸에 전율이 온다. 골타요법용 망치는 두드리는 순간의 충격을 모두 흡수한다. 뼈에 가한 힘이 다른 곳에 퍼지지 않기 때문에 힘이 한 군데 집중된다. 환자의 통증도 최소화한다.

결국 골타요법은 치료하는 사람과 치료받는 사람 사이의 소통이 중요하다. 치료자는 환자의 상태와 반응을 예민하게 주시하면서 뼈를 움직인다.

굽은 등이 심장과 폐에 미치는 영향

골타요법으로 큰 효과를 본 환자 중에 중국에서 큰 사업을 하는 A씨가 있다. A씨는 등이 꽤 많이 굽어 있었다. 한눈에 봐도 거동이 불편할 듯했다.

등이 굽은 것은 심각한 질환이다. 흉부의 공간이 좁아지면서 그 안에 있는 심장과 폐가 압박을 받기 때문이다. 이렇게 되면 피와 공기가 몸 안을 잘 돌지 못한다. 등이 펴져야 심장과 폐가 편히 운동할 터인데 그게 되지 않는 것이다.

A씨는 오랜 시간 좋다는 치료는 다 받고 좋은 약도 구해 먹었다. 정기적으로 마사지도 받았다. 받을 때는 시원했지만 당연히 등이 펴지는 효과는 없었다. 그러다가 골타요법에 대해 듣고서 나를 찾아왔다. 워낙 바쁜 사람이라 한국에 잠시 들른 김에 골타요법을 경험하고 돌아갔는데 몸의 변화를 제대로 느꼈던가보다.

얼마 후, A씨는 다시 우리 한의원을 찾았다. 처음에는 업무차 한국에 오는 김에 들렀지만 나중에는 골타치료를 받기 위해 일부러 비행기를 탈 정도였다.

언제인가 겨우 짬을 내 오랜만에 한국에 방문한 A씨가 웃지 못할 에피소드를 들려주었다. 중국에 있는 동안 몸이 찌뿌둥해서 골타치료를 받고 싶은 마음이 굴뚝같았다고 한다. 고민 끝에 그분은 자신이 운영하는 공장에서 골타요법용 망치와 비슷해 보이는 고무망치를 들고 단골 마사지 숍을 찾아갔다. '이 망치로 내 등뼈 몇 군데를 좀 두드려주면 안 되겠느냐'는 부탁에 마사지사의 눈이 휘둥그레졌다. "당신 미친 거 아닙니까?"라고 하더란다. 갑자기 망치를 들고 와서 때려달라 하니 그런 말이 나올 법도 하다.

결국 단골집에서 쫓겨났다는 A씨는 오랜만에 골타치료를 받고는 살 것 같다고 했다.

"치료를 받을 때는 아픈데 받고나면 굉장히 시원해요. 등도 등이지만 몸 전체가 달라지는 느낌이 들더라고요."

치료가 모두 끝난 뒤 그분의 등은 원래의 모양대로 돌아갔다. 흉부가 넓어지고 심장과 폐의 기능이 좋아지면서 이전에 느꼈던 몸 구석구석의 통증과 만성피로 또한 사라졌다.

A씨와 같은 환자를 볼 때마다 치료에 있어 믿음이 얼마나 중요한지 깨닫게 된다. 골타요법을 해보기로 결정하고 치료를 받는 와중에도 걱정과 의심을 놓지 않는 환자들은 똑같은 치료를 해도 효과가 덜하다. 참 신기한 일이다. 뼈를 때리면 아프거나 위험할 것이라고 생각할 수는 있다. 그러나 그런 부정심리는 치료 효과를 반감시킨다.

'이거 괜히 잘못되는 거 아니야?' 하면서 골타치료를 한두 번 받다가 마는 환자들을 보면 치료자 입장에서 참 아쉽다. 치료할 자신은 있는데 내가 환자의 마음을 열지 못한 탓인 것 같아 그렇다.

그래서 나는 골타요법 강의를 할 때마다 '뇌가 움직여야 뼈가 움직인다'고 이야기한다. 뼈는 물리적인 힘에 의해서만 움직이는 것이 아니다. 우리의 몸은 뇌가 명령을 내려야 움직이지 않는가. 골타요법을 받을 때 뇌가 '좋은 운동을 하고 있구나' 하면서 뼈가 움직이도록 명령을 해주어야 비로소 뼈가 움직인다는 게 내 생각이다.

골타요법 자체도 중요하지만 그 이전에 환자들에게 이 치료가 어떤 원리이며 얼마나 효과적인지 설명하는 일도 무척 중요하다. 골타요법에 대한 책을 집필하기로 마음먹은 이유도 여기에 있다. 치료를 잘하려면 환자의 뇌부터 움직여야 한다.

CHAPTER 2

척추의 변형이 만병을 부른다

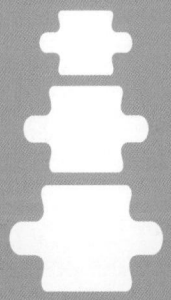

통증과 질병의 시작점은 척추인데 대부분의 의사들은 코, 손, 허리 등 증상이 있는 부분을 치료하는 데만 매달린다. 이는 결과만 치료하는 방식이다. 원인이 사라지지 않으니 질병은 자꾸 재발한다. 뼈의 변형이 신경을 압박해 자율신경시스템을 망가뜨린다면 치료법은 명확하다. 뼈를 제자리로 돌려놓아 자율신경시스템을 회복시키는 것이다. 피가 원활하게 돌면 몸이 본래의 기능을 할 수 있게 된다. 이는 지극히 한방적인 치료 개념이자 골타요법의 기본 원리다.

건강의 열쇠, 혈액순환

나는 한의사가 된 뒤에도 공부를 게을리할 수가 없었다. 한의학은 알면 알수록 어려운 학문이었다. 다양한 증상을 가진 환자들을 나름대로 성심껏 진료하였으나 치료는 혹중혹부중(或中或不中)이었다. 한의학의 이론은 단순하게 기재되어 있는 경우가 많아 임상으로 연결하기가 참 곤란했다. 그러나 진료를 계속하면서 한의서가 왜 그토록 수많은 질병에 대해 짧게 설명하는지 알게 되었다. 한의학의 핵심은 바로 '기혈순환'이었다. 쉽게 말해 '피를 잘 돌게 하라'는 것이다.

동의보감에 따르면 사람의 몸은 정신기혈(精神氣血)로 이루어져 있다. 한의학에서는 정신기혈과 오장육부, 조직, 기관들의 조화가 깨지면 병이 온다고 본다. 그렇다면 정신과 기혈 중 무엇이 먼저일까? 바로 기와 혈이다. 한의학은 철저히 유물론적 사고에 입각한 학문이다. 몸이 존재한 뒤에 정신이 존재하고 기운과 피가 잘 돌아야 활동도 가능하다.

35년간 환자를 진료하며 내가 확실하게 깨달은 점이 2가지 있다. 첫 번째는 어떤 상황에서도 우리의 몸은 우리를 지키려 한다는 점이다. 모든 증상은 우리의 몸이 살고자 하는 현상이다. 만일 혈압이 오른다면 그것은 내 몸이 나를 살리기 위해 나름의 조치를 취한 것이다.

두 번째로 깨달은 점은 우리 몸을 지키는 핵심이 바로 '피'라는 사실이다. 사람이 밥을 먹어야 하는 이유 또한 피를 만들기 위해서다. 피가 온몸 구석구석을 잘 돌면 탈이 날 일도 없다.

피가 구석구석 잘 돌면 온몸이 건강하다

생각해보면 혈액순환은 우리 몸의 가장 기본적인 생리활동이다. 피가 위장에 가면 위장이 움직여 음식을 소화시키고, 췌장에 가면 췌장이 움직이면서 인슐린을 분비한다. 뇌에 피가 돌아야 생각과 판단을 할 수 있으며, 발에 피가 가야 걷고 뛸 수 있다. 성기도 마찬가지다. 피가 오지 않으면 발기가 안 돼 종족을 보존할 수 없다.

사람이 움직여야 할 것은 한두 가지가 아니다. 눈동자도 굴려야 하고 손도 움직여야 하고 숨 쉬는 일도 쉬지 않고 해야 한다. 그러나 그런 활동을 위한 피가 다 따로 있어야 하는 것은 아니다. 아무리 군사력이 강한 나라라 할지라도 전국 방방곡곡 구석구석까지 군대를 둘 수는 없다. 요지에만 군대를 두고 필요에 따라 움직이듯 우리의 몸도 똑같다.

예를 들어 위장이 비어 있다면 그곳으로 피가 갈 필요는 없다. 음식이 들어오면 그때 피를 보내 소화운동을 시작하면 된다. 이처럼 적재적소에 피가 가게끔 명령하는 것은 누구인가 하니, 바로 '신경'이다. 물론 우리는 이 신경에 대해 일일이 신경 쓸 필요가 없다. 자율신경시스템이란 것이 알아서 우리 몸 곳곳에 필요할 때마다 피를 보내기 때문이다.

자율신경은 몸의 데이터를 수집하고 그에 반응하면서 명령하는 방식을 통해 자동으로 피를 순환시킨다. 이러한 자율신경시스템이 잘 유지되는 사람은 건강할 수밖에 없다.

혈액순환이란 심장에서 나온 피가 동맥과 모세혈관, 정맥을 거쳐 다시 심장으로 돌아오는 과정이다. 혈액은 미세한 혈관 하나하나까지 돌면서 모든 세포에 산소와 영양소를 공급하고 이산화탄소와 노폐물을 받아 폐로 간다. 그리고 폐를 지나면서 이산화탄소와 노폐물을 내보낸 뒤 다시 산

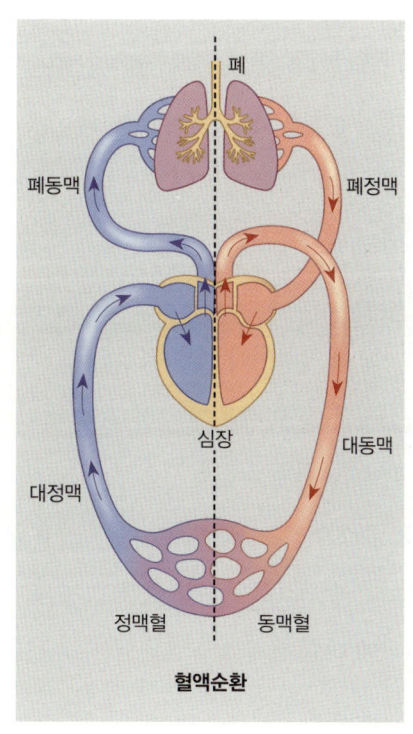

혈액순환

소를 받아 심장으로 돌아간다. 즉, 피가 돈다는 것은 몸이 좋은 것을 흡수하고 나쁜 것은 배출하는 일이다.

혈액순환을 방해하는 장애물

자율신경시스템에 이상이 생기면 피가 잘 돌지 않는다. 그러면 건강에 적신호가 생긴다. 당장은 아니더라도 가랑비에 속옷 젖듯 이곳 저곳에 문제가 생기게 되어 있다. 영양소와 노폐물의 교환이 원활하지 않고, 세포간의 대사도 제대로 이루어지지 않는 탓이다. 오장육부의 기능 또한 차츰 떨어진다. 피가 와야 운동을 하는데 피가 잘 돌지 않으니 제 역할을 잘 해낼 리가 없다.

게다가 피의 흐름이 막히면 피는 깨끗하게 걸러지지 못한 채 이곳 저곳에 쌓인다. 세포 밖으로 새어나와 조직 사이사이에 괴어 있다가 덩어리 형태로 뭉치기도 한다. 이것이 바로 어혈이다. 고인 물은 썩게 되어 있다. 그래서 어혈은 죽은 피 또는 나쁜 피라 불린다. 심지어 이런 피가 우리 몸속으로 재흡수되기도 한다.

보통 어혈이라 하면 외상으로 인해 생기는 퍼런 멍 같은 것만 생각하지만 그런 경우는 그리 많지 않다. 눈에 보이지 않는 어혈이 훨씬 더 많고 위험하다.

임상에서는 '부항불패'라는 말이 있다. 부항 치료를 자주 하는 한의사는 망하지 않는다는 뜻으로, 업계 사람들만 아는 일종의 은어다. 부항에 대한 환자들의 만족도가 그만큼 높다는 이야기다.

그럴 수밖에 없는 것이, 부항으로 어혈을 빼주면 나쁜 피가 빠져나가 자연히 건강에 도움이 된다. 어혈이 있던 곳의 통증과 질환이 완화되는 것은 물론이고, 심장의 기능도 좋아진다. 어혈은 원활한 혈액순환을 가로막는 이물질이라 할 수 있다. 피의 흐름을 방해하는 장애물이 많으면 심장은 더 세게 펌프질을 해야 한다. 이는 곧 혈압 상승으로 이어진다. 따라서 장애물을 제거하는 일은 곧 심장의 부담을 줄이는 일이다. 고혈압 완화에 부항요법을 많이 쓰는 이유가 여기에 있다.

그러나 어혈 제거는 분명 한계가 있다. 피가 잘 돌지 않는 한 어혈은 계속해서 생기고 몸의 기능은 자꾸만 떨어진다. 결국 자율신경시스템이 망가지지 않고 잘 운행되게끔 하는 것이 가장 중요하다.

그렇다면 이 시스템은 대체 왜 망가지는 것일까? 이제 자율신경시스템을 망가뜨리는 주범을 알아보도록 하자.

통증과 질병이 생기는
2가지 이유

　자율신경시스템이 망가지는 이유는 크게 2가지로 나뉜다. 첫째는 뼈가 뒤틀리면서 신경을 누르기 때문이고, 둘째는 근육이 강직되면서 그 근육을 지나는 신경과 혈관을 누르기 때문이다. 근육 강직 또한 뼈의 뒤틀림을 최대한 막기 위해 버티는 과정에서 일어나는 현상이므로 결국 두 번째 이유 또한 근본적인 원인은 뼈라고 할 수 있다.

　인체에서 가장 중요한 조직이라 할 수 있는 신경은 단단한 뼈의 보호를 받는다. 그런데 척추나 뼈가 틀어져 신경을 누르면 신경 기능에 문제가 생긴다. 이로 인해 혈류장애도 생긴다. 피가 잘 돌지 않는다는 뜻이다.

　일례로 디스크는 팔이나 다리 쪽으로 가는 신경이 눌려서 발생한다. 목뼈에 있는 신경이 눌리면 목 디스크, 허리뼈에 있는 신경이 눌리면 허리 디스크라고 이름이 붙는 것뿐이다.

통증뿐 아니라 다른 질환도 마찬가지다. 췌장으로 가는 신경이 눌리면 당뇨가 생긴다. 췌장에 피가 잘 돌지 않으면서 그 기능이 떨어져 인슐린 분비에 이상이 생기기 때문이다. 코로 가는 신경이 눌리면 비염이 되고, 자궁으로 가는 신경이 눌리면 각종 부인과 질환이 발생한다.

척추 변형 ➡ **신경 압박** ➡ **신경 기능 저하** ➡ **혈류장애** ➡ **인체 각 부분 및 장기 기능 저하**

이것이 바로 통증과 질병이 발생하는 과정이다.

신경은 아주 작은 압력에도 영향을 받는다. 심지어 쌀 한 톨 무게의 압박만 받아도 우리의 몸은 이상을 느낀다. 해당 신경이 지배하는 기능의 절반 이상이 저하된다는 연구 결과도 있다. 벌이 날갯짓을 하며 자기 몸을 띄우려고 할 때 발생하는 양력이 0.02그램 정도라고 한다. 이 정도 압력이라도 지속적으로 가하게 되면 우리 몸에 큰 문제가 생기는 것이다.

우리는 옷과 등 사이에 머리카락 한 가닥이 들어 있어도 불편함을 느낀다. 눈에 나노 크기의 물질만 들어가도 아파서 난리가 날 것이다. 외부의 기관도 그러한데 내부 신경은 어떻겠는가.

척추가 틀어져 신경을 누르니 여기저기가 아프다

애초에 나는 통증 치료를 위해 골타요법을 시작했다. 처음에는 내과질환이 척추와 이처럼 긴밀하게 연관되어 있으리라고는 미처 생각하지 못했다. 척추 교정이 허리는 물론 목, 무릎, 어깨 등 온몸의 통증을 치료한다는 확신만 있었을 뿐이다.

그런데 골타치료를 하면서 기대하지 못했던 결과를 마주하게 되었다. 환자들이 통증은 물론 다른 질환도 호전되었다며 기뻐한 것이다.

허리 디스크 때문에 나에게 치료를 받은 50대 남성 환자가 있다. 그는 우리 한의원 홈페이지에 '허리 건강을 되찾은 것은 물론이고, 심장병까지 좋아졌다'라는 글을 남겼다. 다음 진료 때 만난 그 환자에게 내가 물었다.

"아니, 왜 심장 안 좋다는 말씀을 안 하셨어요?"

"허리랑 별 관련이 없는 얘기라고 생각해서 말씀 안 드렸지요. 그런데 골타치료를 받을수록 심장이 좋아지지 뭐예요!"

심장 치료를 위해 다니고 있던 병원에서도 깜짝 놀랐다고 한다. 담당 의사마저 갑자기 상태가 호전된 이유를 신기해하며 혹시 어떤 치료를 받았느냐고 묻더란다.

이런 환자가 한둘이 아니었다. 병원을 여러 군데 다니고 있던 환자도 기억이 난다. 우리 한의원에는 허리가 아파서 왔는데, 불면증으로 신경정신과를 다녔고 발이 너무 아파 정형외과에서 도수치료도 받는 중이라고 했다. 그런데 유독 골타치료를 받고나면 밤에 잠도 잘 오고 걷는 데도 문제가 없다는 것이었다.

"발이 너무 아파서 못 걸을 정도였는데 이제 그런 통증이 없어요."

환자들의 예후를 보면서 나도 더 많은 연구를 했다. 그러면서 척추 곳곳에 있는 신경들이 눌리면 통증뿐 아니라 오장육부를 비롯한 온갖 기관과 조직에 병이 생긴다는 사실을 알게 되었다. 그 뒤로 내과질환은 물론 수많은 난치성 질환까지 골타요법으로 치료하고 있다.

뼈가 제자리를 찾으면 피가 잘 돈다

현대의학은 두개골을 열어 뇌를 수술하고 장기를 다른 몸에 이식하는 수준까지 발전했다. 그렇지만 디스크와 만성통증, 비염이나 생리통과 같은 질환을 근본적으로 고칠 수 있느냐 묻는다면 누구도 섣불리 대답할 수 없을 것이다.

통증과 질병의 시작점은 척추인데 대부분의 의사들은 코, 손, 허리 등 증상이 있는 부분을 치료하는 데만 매달린다. 이는 결과만 치료하는 방식이다. 원인이 사라지지 않으니 질병은 자꾸 재발한다. 재발을 막기 위해서는 병원에서 말하는 대로 계속 질병을 '관리'해야 한다. 완치가 불가능하다는 뜻이다. 약을 먹으며 버티는 경우가 대부분이나 약을 장복하면 부작용이 올 수밖에 없다.

뼈의 변형이 신경을 압박해 자율신경시스템을 망가뜨린다면 치료법은 명확하다. 뼈를 제자리로 돌려놓아 자율신경시스템을 회복시키는 것이다. 피가 원활하게 돌면 몸이 본래의 기능을 할 수 있게 된다. 이는 지극히 한방적인 치료 개념이자 골타요법의 기본 원리다.

S라인 척추 없이는
S라인 몸매도 없다

이제 좀 재미없는 이야기를 할 차례다. 척추의 구조와 기능에 대한 내용인데, 골타요법 강의를 할 때 반응이 가장 시들한 부분이기도 하다. 척추가 어떤 뼈로 구성되어 있는가 하는 이야기에 재미를 느끼는 사람이 몇이나 되겠는가. 그래도 어쩔 수 없다. 척추 각 부분의 변형이 어떤 결과를 불러오는지 알기 위해서는 척추의 구조와 기능에 대한 지식도 있어야 한다.

적을 알아야 나를 안다. 자율신경시스템을 망가뜨리는 주범이 뼈니까 뼈에 대해 웬만큼은 알아야 뼈 건강을 지킬 수 있다. 그것이 곧 온몸의 건강을 지키는 일이기도 하다. 다만 이 책이 학술자료가 아닌 만큼 최대한 간략하게 중요한 부분만 추려보았다.

현대인이 반드시 알아야 할 최소한의 척추 상식

척추는 크게 네 부분으로 나뉜다. 목에 해당하는 경추(목뼈), 가슴 뒷부분인 흉추(등뼈), 허리에 해당하는 요추(허리뼈), 마지막으로 골반의 중심을 이루는 천추(엉치뼈)와 미추(꼬리뼈)가 있다. 흔히들 허리 위쪽만 척추라고 생각하지만 골반 부분도 척추에 포함된다. 골반은 가장 밑바닥에서 척추를 지지하기 때문에 매우 중요한 부위다.

척추의 뼈마디는 총 33개다. 경추는 7개, 흉추는 12개, 요추는 5개, 그리고 천추와 미추는 각각 5개와 4개의 뼈로 이루어져 있다. 단, 사람의 미추는 동물과 다르게 퇴화되었기 때문에 하나의 덩어리로 인식되기도 한다.

척추의 구조는 크게 2가지로 설명할 수 있다. 하나는 그 모양이 피라미드와 같다는 것이다. 척추는 아래에서 위로 올라갈수록 뼈마디가 작아진다. 체중을 견딜 수 있도록 아래에 있는 뼈일수록 크기가 크다. 가장 위에 있는 1번 뼈만 예외인데, 이유는 두개골의 함몰을 막기 위해서다.

두개골은 헬멧처럼 매끈하지 않고 이마뼈, 마루뼈 등 여러 개의 뼈가 봉합되어 있는 형태다. 조각조각 나 있어야 두개골이 움직일 수 있고, 두개골이 움직여야 뇌척수액이 돌기 때문이다. 1번 뼈는 두개골을 잡아주고 뇌척수액의 순환이 잘 되도록 돕는다. 뇌척수액의 나들목이라 할 수 있는 1번 뼈가 망가지면 당연히 뇌척수액 순환에도 문제가 생길 것이다.

척추의 구조를 설명하는 또 하나의 단어는 SS다. 옆에서 보면 척추는 2개의 S자가 이어져 있는 것처럼 보인다. 경추는 윗부분이 몸의 앞쪽으로 나와 있지만 흉추와 만나는 곳에서는 뒤로 들어간다. 이렇게 앞으로 볼록하게 굽어 있는 것을 '전만(前彎)'이라고 부른다. 반대로 흉추의 모양은 뒤쪽을 향해 굽어 있어 '후만(後彎)'이라 말한다. 요추는 경추와 같이 전만되어 있고, 천추에서 미추까지의 모양새는 후만에 가깝다.

척추는 오장육부와 신경을 보호한다

이와 같은 형태를 띠고 있기 때문에 척추는 유연하면서도 강한 힘을 갖는다. 2개의 전만 곡선은 위에서는 머리의 무게를 받치고, 아래에서는 걷거나 뛸 때 위로 올라오는 충격이 오장육부까지 가지 않도록 막아준다. 일종의 스프링 역할이다. 흉추는 뒤쪽으로 굽어 몸 안쪽에 최대한의 공간을 확보함으로써 오장육부를 보호한다.

물론 뼈가 척추의 전부는 아니다. 척추의 뼈마디 사이에는 흔히 디스크라고 불리는 추간판이 있다. 추간판은 원반 모양의 섬유조직으로 충격 흡수에 효과적이다. 추간판이 없다면 척추는 쌓아올린 벽돌과 다를 바 없다. 움직일 때마다 뼈끼리 부딪쳐 닳고 깨졌을지 모른다. 몸을 앞으로 수그리는 등의 동작도 불가능했을 것이다.

척추의 중요성은 아무리 강조해도 지나침이 없다. 그중에서도 척추가 중요한 가장 큰 이유는 인간이 직립 자세를 유지하게 하는 골격이기 때문이다. 척추는 몸의 체중이 증가하거나 감소하더라도 몸을 세울 수 있도록 해준다. 우리가 다양한 자세를 취하거나 물건을 들어

올릴 때에도 직립 자세는 무너지지 않는다. 척추는 그만큼 안정된 구조를 가지고 있다.

척추가 특히 중요한 이유가 하나 더 있다. 척추는 신경이 지나가는 일종의 통로이자 보호막이다.

뇌에서 시작해 손끝과 발끝까지 연결된 신경은 크게 중추신경과

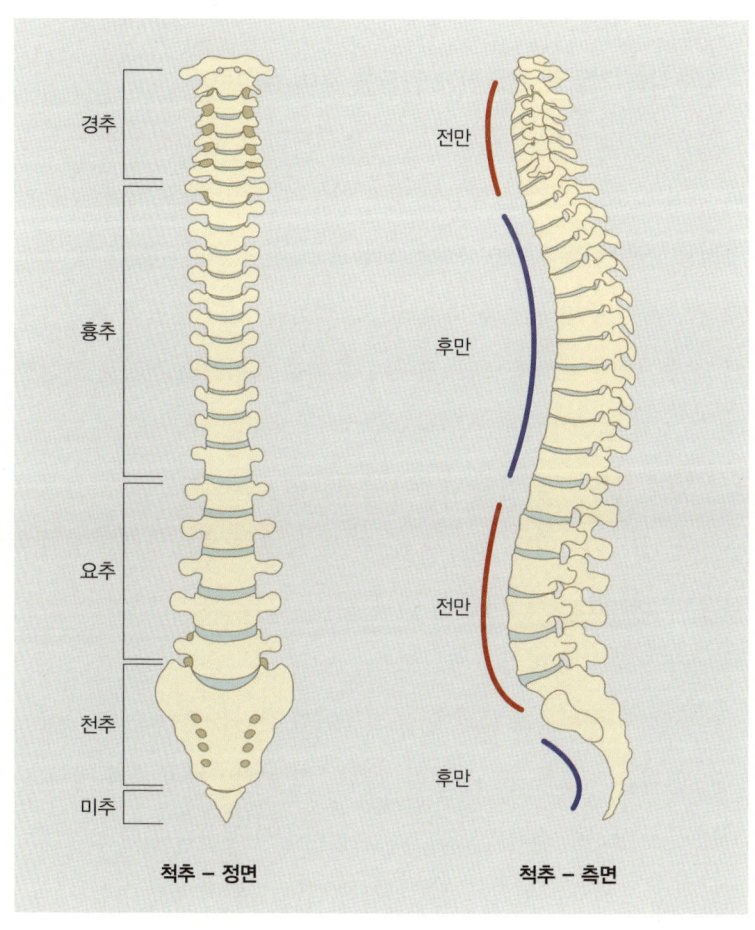

말초신경으로 나뉜다. 이중 뇌와 척수를 포함하는 중추신경은 인체의 중앙처리장치라고 할 수 있다. 때문에 가장 단단한 두개골과 척추가 중추신경을 보호한다. 단단한 뼈로 싸여 있으면 외부의 충격이 전달되기 쉬운 만큼 인체는 뇌척수액이라는 일종의 액체로 뇌와 척수신경을 감싸둔다. 마치 뼈로 만들어진 수조에 뇌척수액이라는 물을 채운 것과 같다. 그곳에 뇌와 척수신경이 둥둥 떠 있는 셈이다.

척추라는 기둥을 튼튼하게 만드는 것이 급선무

인체는 신경을 통해 각종 감각을 인식하고 운동을 지시한다. 신경이 있기 때문에 우리는 심장이 뛰고 있는 한 먹고 자고 배설한다. 이 과정을 일일이 생각하는 사람은 드물다. 그러나 우리의 몸은 늘 스스로의 상태와 주변 환경을 파악하려 노력한다. 보다 정확히 표현하자면 뇌가 그러한 노력을 하고 있으며, 그것을 바탕으로 건강을 조절한다. 그 조절 통로가 바로 중추신경이다.

우리의 폐가 숨을 쉬고 위장이 음식물을 소화시키는 것은 신경이 전달한 신호 덕분이다. 우리가 숟가락을 들고 책장을 넘기고 심지어 신발 바닥에 있는 조그마한 돌 하나조차 느낄 수 있는 것은 신경을 통해 뇌가 신호를 받고 있는 까닭이다.

이처럼 척추는 우리 몸의 중심 기둥이자 신경을 통해 인체 구석구석과 연결된 견고한 구조물이다. 척추가 변형되면서 통증과 병이 생기는 것은 당연한 결과라고 할 수 있다. 따라서 척추를 원래 모양대로 되돌리고 유지하는 일이야말로 건강을 위한 최우선 과제이다.

건강한 척추의 10가지 특징

척추의 병은 모든 병의 원인이 된다. 앞서 설명했듯 척추란 뇌와 몸 전체를 연결하는 통로와도 같기 때문이다. 그렇다면 건강한 척추는 어떤 모습일까?

첫째, 척추 좌우의 근육량이 같다. 척추를 중심으로 왼쪽과 오른쪽의 근육량이 다르다면 이미 뼈가 뒤틀어지기 시작했다고 볼 수 있다.

둘째, 뼈가 튀어나오지 않고 매끈하다. 건강한 척추는 약간의 힘을 주어 눌렀을 때 뼈가 아니라 근육이 만져진다. 뼈들이 울퉁불퉁하게 만져진다는 것은 척추의 뼈가 좌우로 밀려나오거나 몸 뒤쪽으로 튀어나왔다는 뜻이다.

셋째, 척추간 사이가 일정하다. 척추를 구성하는 원통형 뼈인 추체는 그 크기가 일정해서 건강한 척추라면 가지런히 배열되어 있다. 그런데 추체의 결합에 문제가 생기면 어떤 부분은 뼈마디 사이가 좁아지고 어떤 부분은 넓어진다. 양쪽 모두 병의 원인이 된다.

넷째, 척추를 구성하는 뼈 자체가 부드럽다. 이런 이야기를 하면 사람들은 뼈가 어떻게 부드러울 수 있느냐고 묻는다. 뼈는 무척 단단한 것이라고 생각하는 까닭이다. 그러나 실제로 사람마다 뼈의 강도가 다르다. 부드러운 뼈는 골다공증에 걸린 것처럼 속이 텅 비어 쉽게 부러지는 뼈를 뜻하는 것이 아니다. 건강한 아이들의 뼈처럼 튼튼하면서도 혈액순환이 잘되는 뼈가 바로 부드러운 뼈다. 이런 뼈는 일정한 강도를 유지하면서도 충격을 잘 흡수한다.

다섯째, 척추 주변을 눌렀을 때 통증이 없다. 척추 주변을 누르기만 해도 아프다면 문제가 있다는 뜻으로 이해해도 된다.

여섯째, 등에 점이나 지방종, 여드름 같은 피부의 변화가 없다. 점이나 여드름은 대개 피부 자체의 질환으로 여겨진다. 그러나 피부 질환도 척추 변형으로 인해 일어난다. 조직으로 가는 혈관에 문제가 있어 피부 조직이 건강한 상태를 유지하지 못하기 때문에 생긴 것이다. 척추가 건강해지면 점이나 여드름도 잘 생기지 않는다.

일곱째, 척추가 좌우로 휘지 않았다. 척추가 어느 한쪽으로 휜 증상이 척추측만증이다. 이렇게 되면 보기에 안 좋을 뿐 아니라 척추 좌우를 지나는 신경과 혈관에 문제가 생긴다. 신경과 혈관의 문제는 다양한 내과 질환으로 이어진다.

여덟째, 척구가 잘 형성되어 있다. 척구란 등 중간에 척추를 따라 위아래로 옴폭하게 팬 부분을 말한다. 척추 좌우의 근육이 튼실한 경우 한가운데 있는 척추는 오히려 옴폭 패어 있는 듯 보인다.

아홉째, 척추를 누르면 적절한 탄력이 있다. 척추는 몸의 하중을 줄이기 위해 위에서 아래로 적당한 곡선 형태를 띤다. 또한 척추는 몸의 앞뒤에서 오는 충격도 완화시키도록 만들어졌다. 그래서 엎드린 사람의 척추를 위에서 누르면 일정한 탄력과 반발력이 느껴진다. 척추 뼈가 딱딱하고 마디마디의 결합에 심각한 문제가 있는 경우에는 눌러도 그런 느낌이 들지 않는다. 꼭 단단한 널빤지를 만지는 것 같다.

열째, 앞으로 밀려들어가거나 뒤로 굽지 않았다. 척추가 앞으로 밀려들어가는 병을 전방전위증이라고 한다. 반대로 뒤쪽을 향해 굽는 증상은 후방전위증이다. 척추는 앞으로든 뒤로든 밀리지 않고 제자리를 잘 잡고 있어야 한다.

체열사진이 척추 상태에 대해 말해주는 것

척추가 건강한 사람의 적외선 체열사진을 보면 척추를 중심으로 좌우 상태가 정확히 대칭을 이룬다. 척추가 틀어진 사람은 당연히 좌우가 다르다. 다음 페이지의 두 번째 체열사진을 보면 단순히 비대칭일 뿐만 아니라 목과 등 위쪽, 특히 오른쪽 어깨 부분이 흰색을 띤다. 이는 그 부분에 피가 많이 몰려 있음을 의미한다. 빨간색, 주황색, 노란색, 초록색, 파란색, 보라색 순서로 피가 몰려 있는 정도를 판단할 수 있다.

왜 특정 부위에 혈액이 과도하게 몰려 있는 것일까? 이유는 그곳의

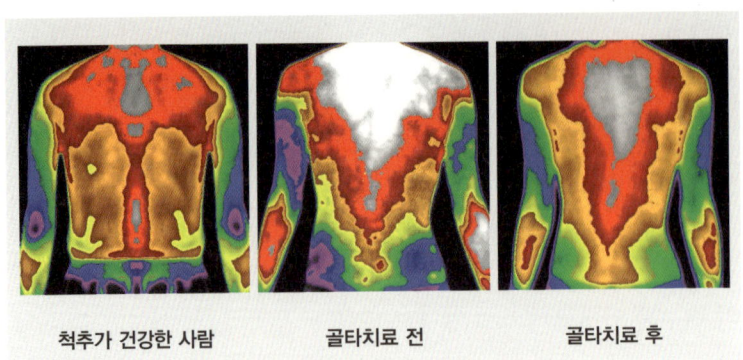

척추가 건강한 사람   골타치료 전   골타치료 후

뼈가 틀어져 있기 때문이다. 뼈가 틀어지기 시작하면 더 이상의 뒤틀림을 막기 위해 주변 근육이 힘을 쓸 수밖에 없다. 인체는 어떤 부위의 근육이 힘을 많이 쓰면 그곳으로 피를 많이 보낸다. 따라서 환자의 체열사진만 봐도 어느 부분에 문제가 있는지 단박에 알 수 있다. 적외선 체열진단 프로그램은 단순히 몸의 어느 부위에 열이 많고 적은지를 알아보기 위한 것이 아니다.

골타치료를 진행한 뒤에 같은 환자의 체열사진을 보면 흰색을 띠는 부분의 면적이 눈에 띄게 줄어들었다. 체열을 나타내는 색깔 또한 이전보다 대칭에 가까워진 상태다.

가벼운 통증, 척추에 관심을 가지라는 신호

요즘은 건강한 척추를 가진 사람이 드물다. 거북목은 흔한 증상이고, 골반의 좌우 높이가 맞는 사람을 찾기가 쉽지 않을 정도다. 현대인의 생활방식을 생각하면 그럴 만도 하다.

안타까운 점은 심각한 통증이 생기지 않는 이상 그것을 고치려 하는 사람들이 많지 않다는 것이다. 그중 일부는 이미 변형된 척추를 되돌릴 수 없으리라고 생각한다. 그래서 별다른 조치를 취하지 않다가 통증으로 불편해진 뒤에야 병원을 찾는다. 주사나 물리치료로 통증이 좀 가라앉았다 싶으면 일상생활을 하고, 다시 아프면 또 같은 치료를 받는다. 그러는 사이 척추 변형은 점점 심해진다. 가끔씩 찾아오던 통증도 만성이 된다.

나를 찾아오는 환자 중에는 다른 병원에서 수술을 권유받은 사람, 수술 후 통증이 재발한 사람이 많다. 골타요법으로 회복하는 경우가 대부분이지만 척추가 제자리를 찾기까지 먼 길을 돌아온 셈이다. 그런 분들을 보면 그간 얼마나 고통이 심했을까 하는 생각이 든다.

실제로 움직이는 것 자체가 죽을 것 같은 고통이었다고 이야기한 60대 환자가 있다. 여기저기 안 아픈 곳이 없고 고혈압으로 약을 복용 중인 환자였다. 그는 골타요법에 대한 설명을 들으며 "지금까지 제 척추 모양에 대해 생각해본 적이 없어요."라고 했다. 정말 안타까운 일이다. 이 환자는 뒤늦게라도 척추 건강을 되찾은 덕분에 청년처럼 활기차게 생활하고 있다. 물론 고혈압도 놀랄 정도로 호전되었다.

나는 최대한 많은 사람들이 자신의 척추에 관심을 가졌으면 좋겠다. 어떤 척추가 건강한 척추인지 알고, 자신의 척추가 그렇게 되도록 노력하는 것이 곧 건강한 생활을 위한 길이기 때문이다. 이 글을 읽는 분들만이라도 건강한 척추의 중요성에 대해 '뼈저리게' 인식할 수 있기를 바라는 마음이다.

척추가 망가지는 3단계

교통사고처럼 직접적이고 갑작스러운 충격을 받는 경우가 아니라면 척추는 3단계로 망가진다. 척추가 변형되는 과정은 다음과 같다.

고관절 변형 ➡ **추간공 협착** ➡ **뼈의 뒤틀림**

이제부터 척추 변형 과정을 순서대로 살펴보자.

고관절의 변형: 허리병은 허리가 아니라 골반에서 시작된다

척추병은 척추에서 시작되는 것이 아니다. 병이 생긴 곳은 척추지만 병이 시작되는 곳은 척추를 받쳐주는 골반, 그리고 골반의 아래 축을 담당하는 고관절이다.

골반은 두 다리 위에 놓여 있다. 골반과 다리를 잇는 관절이 바로 고관절이다. 다리뼈 끝에 있는 망치 모양의 대퇴골두가 골반의 비구 안에 들어 있는 형태다. 다른 관절과 같이 대퇴골두와 골반의 비구 안쪽 또한 연골로 싸여 있다. 뼈를 보호하기 위함이다. 또한 대퇴골두와 비구 안에는 원형인대라고 불리는 인대가 있어서 다리뼈가 빠지지 않도록 해준다.

두 다리가 체중 부하를 똑같이 나누어 받는 것이 이상적이지만, 어느 부위든 좌우의 균형이 딱 맞는 사람은 거의 없다. 대부분 한쪽 다리에 체중이 조금 더 쏠리게 된다. 체중이 어느 다리에 얼마만큼 실리는가는 사람에 따라 다르다.

사람은 태어나고 성장하는 동안 자신만의 행동방식을 갖게 된다. 어느 쪽 손을 많이 사용하는지, 앉아 있다가 일어날 때는 어떤 다리를 축으로 삼는지, 걸을 때는 발바닥의 어느 부위부터 땅에 대는지……

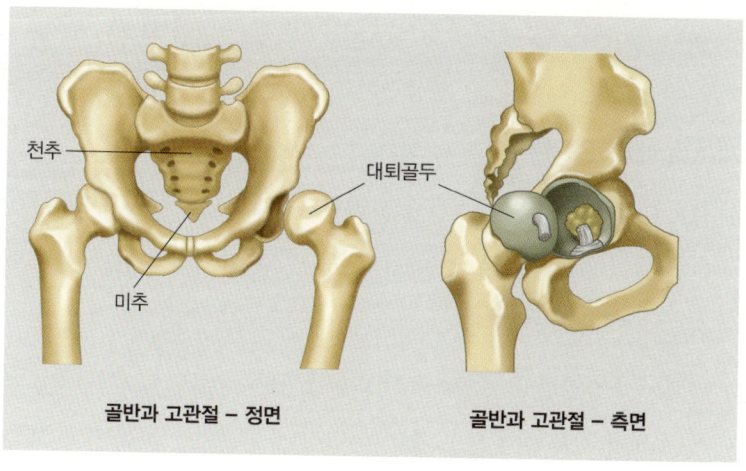

골반과 고관절 - 정면   골반과 고관절 - 측면

각자 다른 행동방식으로 인해 발의 무게 중심축부터 척추의 무게 중심축까지 개개인의 특성이 생긴다. 걸음걸이와 발소리가 저마다 다른 이유도 여기에 있다. 그래서 멀리서 걷는 모습을 보거나 발소리만 듣고도 그 사람이 누구인지 맞힐 수 있는 것이다. 이는 저마다의 개성이지만, 척추 건강 면에서 보자면 병의 원인이기도 하다.

지면으로부터 두 다리가 일직선으로 올라오고 그 위에 골반이 지면과 수평으로 위치해야 하는데, 고관절이 미세하게 차이가 나기 시작하면 골반 또한 수평에서 벗어나기 시작한다. 시간이 갈수록 차이는 더욱 심해진다. 고관절이 눌려서 좁아진 쪽은 무게를 많이 받으니 점점 더 눌리고 좁아진다. 그에 따라 골반이 기울어지면서 반대쪽은 골반과 고관절 사이가 점점 벌어지게 된다. 일반적으로 골반과 대퇴골이 이루는 각도는 130도 내외인데 이 각도가 무너지는 것이다.

이것을 고관절의 '아탈구(Subluxation)'라 한다. 간혹 아탈구라고 하면 뼈가 빠진 것으로 오해하는 사람이 있다. 여기에서 말하는 아탈구는 불완전한 탈구를 이르는 말로, 관절이 연결은 되어 있으나 완전하지 못한 상태를 뜻한다. 즉 정상적이고 올바른 위치를 벗어나 있다는 정도로 이해하면 된다.

고관절이 정상적인 위치에서 벗어나면 당연히 두 다리 위에 놓인 골반의 위치가 달라진다. 양 다리의 중심이 달라지면서 골반의 무게 중심도 바뀐다. 골반 위에 서 있는 척추의 무게 중심도 바뀌게 된다.

아탈구가 일어난 고관절은 벌어지고 반대쪽 고관절은 좁아진 상황에서 무게가 점차 한쪽으로 쏠리니 다리나 무릎이 아프고 저리기도 한다. 이때, 통증은 고관절이 좁아진 쪽에서 나타난다. 뼈와 뼈 사이가 좁아진 만큼 신경과 혈액의 흐름이 방해를 받기 때문이다. 반대로 고관절 아탈구가 일어난 쪽의 다리는 움직임이 더 크고 넓어진다.

한쪽 무릎만 아프다거나 한쪽 다리만 시리다면 아탈구가 심하다는 뜻이다. 이때 무릎이 아프다고 해서 무릎만 치료하면 소용이 없다. 병의 원인은 무릎 자체에 있는 것이 아니기 때문이다. 아탈구가 아주 심해지면 심지어 양쪽 엉덩이 크기가 확연히 달라진다. 오랜 시간 동안 한쪽 관절의 움직임은 점차 줄어들고 다른 쪽 다리의 움직임만 커지다보니 근육의 형태와 탄력에도 영향을 끼친 것이다.

자신의 고관절 상태가 궁금하다면 간단한 테스트로 알아볼 수 있다. 지금 바로 자리에서 일어나 보자. 그리고 바닥에 선이 그어져 있는 곳을 찾는다. 찾았다면 양 발 끝이 선에 닿도록 나란히 맞추고 서서 눈을 감는다. 그리고 군대에서 행진하듯 힘차게 제자리걸음을 한다. 30번 정도 걸어본 뒤 눈을 뜨면 된다. 이제 발의 위치를

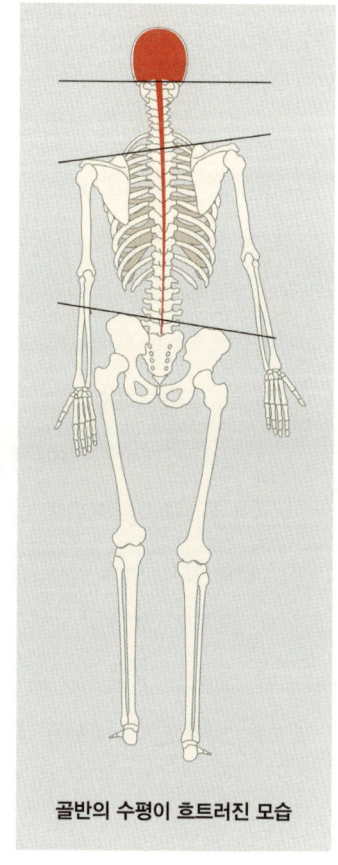

골반의 수평이 흐트러진 모습

확인해보자.

고관절 아탈구가 진행된 사람은 몸이 한쪽으로 틀어져 발끝이 처

 내 골반은 어떨까?

골반 변형을 확인하는 자가진단법

- **눈 감고 걷기:** 바닥에 선을 긋고 그 앞에 두 다리를 모아 선다. 눈을 감은 채 제자리에서 3~4분(70보 정도) 걸어본다. 눈을 떴을 때 바닥의 선을 기준으로 몸이 얼마나 움직였는지 본다. 몸이 바닥의 선보다 앞이나 뒤에 있는지 혹은 몸의 방향이 틀어져 있는지 확인한다.

- **다리 꼬기:** 다리를 꼬아보고 어느 다리를 자꾸 올리게 되는지 생각해본다. 좌우 다리를 번갈아 올려서 꼬아보고 그 높이가 같은지, 다르다면 얼마나 다른지 확인한다.

- **앉았다가 일어서기:** 바닥에 앉았다가 일어나기를 3회 반복한다. 앉은 자세에서 일어날 때 주로 어느 다리를 내딛어 사용하는지 확인한 뒤 반대쪽 다리로 일어나본다.

- **고관절 접기:** 바로 누운 자세에서 양 다리를 구부린 채 가슴으로 붙이듯 당긴다. 이때 다리가 바깥쪽으로 빠져나가려고 한다. 그 정도가 양쪽이 얼마나 다른지 비교해본다.

- **직선 방향으로 수영하기:** 수영장에서 수영을 할 때 몸이 레일을 따라 직선으로 나아가는지 한쪽 방향을 향하는지 확인한다.

음과 다른 곳을 향해 있다. 오른쪽과 왼쪽 다리의 움직임에 차이가 있다는 뜻이다. 움직임이 반복될수록 차이는 커진다. 그러면서 몸은 자연히 더 많이 움직이는 다리 쪽으로 돌아간다.

평소에는 눈을 뜨고 다니기 때문에 자신의 몸이 한쪽으로 치우쳐 있다는 사실을 거의 인식하지 못한다. 걸음걸이를 살짝만 떼는 경우에도 이런 차이를 발견하기 어렵다.

예를 들어 내 오른쪽 고관절이 아탈구된 상태라면 나의 몸은 걸을 때 저절로 오른쪽을 향한다. 물론 나는 똑바로 앞을 향해 가려고 할 것이다. 그러면 몸은 오른쪽으로 가지 않기 위해 마치 브레이크를 밟듯 부하를 건다. 이런 식으로 수년간 나도 모르게 작용하는 힘이 쌓이다 보면 무릎과 발바닥에도 부하가 생긴다. 무릎의 관절염이나 발바닥의 족저근막염이 생기는 것도 이러한 까닭이다. 팔자걸음이나 안짱걸음 등 걸음걸이가 달라지는 경우도 있다.

추간공 협착: 뼈와 뼈 사이의 공간이 좁아진다

앞서 언급한 것처럼 아탈구가 일어난 반대쪽 고관절은 공간이 좁아진다. 이로 인해 신경과 혈관이 눌리고 무릎과 발바닥까지 문제가 생긴다. 그렇다면 아탈구가 일어난 쪽의 고관절은 어떨까? 고관절이 넓어 아프지 않고 다리도 더 잘 움직이니까 문제가 없는 것일까? 답은 당연히 'NO'다. 다만 이번에는 고관절 아래가 아닌 위쪽에 문제가 생긴다.

고관절의 아탈구는 골반의 수평을 무너뜨린다. 아탈구가 일어난 쪽의 골반은 반대쪽 골반에 비해 위로 올라간다. 그러면 척추의 뼈마디 사이는 자꾸 좁아질 수밖에 없다. 척추의 뼈 뒤쪽에는 척추뼈고리근이라는 것이 있는데 추간공은 위아래에 있는 척추뼈고리근 사이의 공간을 말한다. 이렇게 추골 사이가 좁아지는 현상을 '버클링(Buckling)'이라고 한다. 바로 이것이 척추 변형의 두 번째 단계다.

추골 사이가 좁아졌다고 하면 추간공협착증을 떠올리는 사람이 있다. 그러나 여기에서 말하는 추간공 협착이란 협착증이 아니라 뼈와 뼈 사이가 정상 수준보다 좁아진 상태를 뜻한다.

추골 사이가 좁아지는 현상은 시간의 흐름에 따른 자연스러운 변화다. 이로 인해 45세가 넘으면 10년에 평균 1.3센티미터씩 키가 줄어든다는 통계도 있다. 나이 든 사람들은 잘 알 것이다. 서글픈 이야기지만 40대가 지나면 실제로 20대 때보다 키가 작아진다.

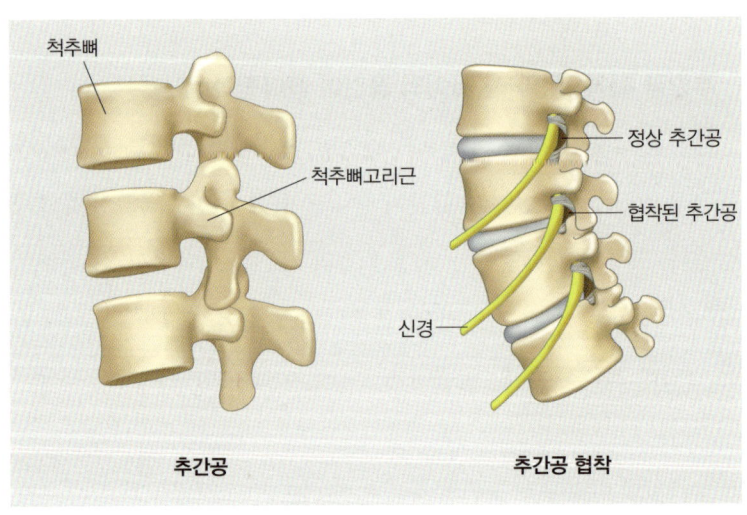

버클링이 문제인 까닭은 그로 인해 우리 몸의 주요한 힘점(물체에서 힘이 작용하는 부분, 즉 힘을 쓰는 부분)에서 척추의 변형이 유발되기 때문이다. 주요한 힘점은 대개 몸의 곡선이 변하는 지점이다. 그 가운데 가장 중요한 힘점은 몸의 무게 중심이 되면서 위아래의 압력이 만나는 곳인 천추 2번에 위치한다. 체중과 같이 위에서 아래로 내려오는 힘, 걷고 움직이기 위해 다리에서부터 시작해 아래에서 위로 올라오는 힘이 바로 이곳에서 만난다. 그래서 척추 중에서도 주로 천추가 가장 먼저 변형된다.

천추 변형으로 인해 생기는 대표적인 증상이 생리통이다. 생리통이 심해 반드시 진통제를 먹어야 한다거나 일상생활을 하기 힘들 정도인 사람들은 백이면 백 모두 천추가 뒤틀려 있다. 천추가 심하게 뒤틀리면 안쪽에 있는 자궁의 위치까지 바뀐다. 자궁의 후굴현상이 생기면서 심각한 경우 난임이나 불임으로 이어지기도 한다. 남성 불임 또한 천추 변형으로 인한 성기능 저하 때문일 수 있다.

힘의 변형: 더 이상 좁아질 공간이 없으면 틀어져버린다

추간공 협착이 점점 심해지면 뼈 사이사이가 병적으로 좁아질 수도 있다. 그러면 추간판(디스크)은 물론 척추 사이를 지나가는 신경이 전부 눌릴 것이다. 결국에는 척추가 무너질지도 모른다. 우리의 몸은 이러한 위험을 감지하고 심각한 상황을 막으려 애쓴다. 그래서 추간공 협착이 더 심해지기 전에 아예 힘의 방향을 바꾸어버린다. 위아래로 작용하는 힘의 방향을 좌우로 돌리는데, 쉽게 표현하면 척추를 틀어버리는 것이다. 이것이 바로 척추 변형의 마지막 단계인 '트위스팅 (Twisting)'이다.

척추 사이가 모두 협착되는 것은 막았지만, 척추가 뒤틀린 만큼 그 주변의 신경은 압박을 받는다. 그리고 어떤 신경이 눌리느냐에 따라 그 신경과 관련된 기능에 이상이 생긴다. 허리로 내려가는 신경이 눌리면 허리 디스크가 발생하는 식이다.

그러나 척추의 변형이 단순히 통증으로만 나타나는 것은 아니다. 흉추 12번이 틀어지면 어떤 일이 벌어질까? 당연히 흉추 12번에서 나가는 신경이 눌린다. 흉추 12번에서 나가는 신경 중에는 소화와 관련된 위장의 부교감신경이 있다. 따라서 흉추 12번의 변형은 만성 소

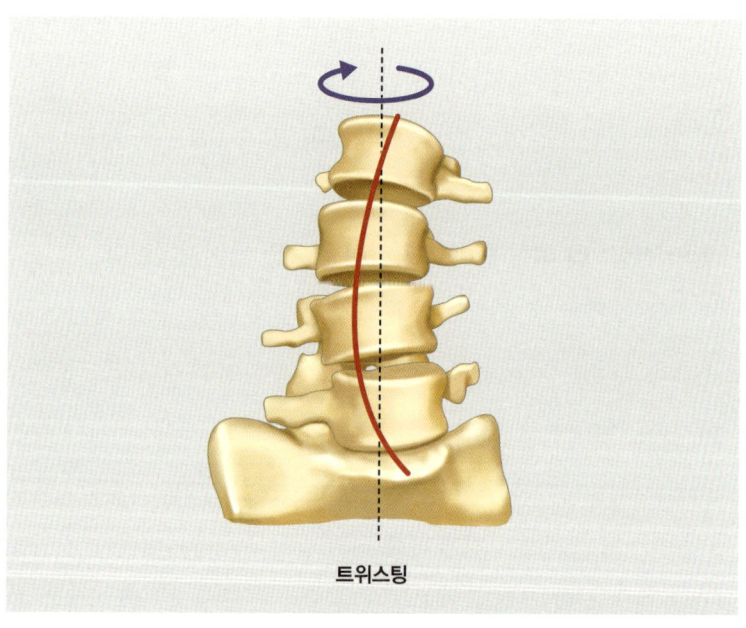

트위스팅

화장애를 부른다. 이런 경우, 위장 자체에 문제가 보이지 않으니 병원에 가도 아무런 이상이 없다는 소리만 듣는다.

내가 만난 환자 중에는 수십 년 동안 흉추 12번이 뒤틀려 있던 사람이 있다. 항상 소화가 안 되는데 병원에서 검사를 하면 정상 소견이 나오더란다.

"제 몸은 분명 이상이 있는데 검사 결과는 아무 이상이 없다는 거예요. 정말 답답했어요. 이제 그 원인을 아니까 속이 후련해요."

나는 그가 자신의 판단을 믿었기에 병을 고칠 수 있었다고 생각한다. 우리의 몸은 아주 정밀한 구조로 되어 있다. 신경이 눌리고 혈액순환이 원활하지 않으면 그 정도가 심하지 않아도 몸이 알아차린다. 검사를 해서 이상이 발견될 정도면 이미 심각한 상황이라는 뜻이다. 그 이전에 자신의 몸이 내는 소리에 귀를 기울여야 한다.

만병의 근원, 척추 변형

"그런데 왜 제가 척추 교정을 받아야 하나요?"

가끔 이렇게 묻는 환자들이 있다. 어찌 보면 당연한 질문이다. 어깨가 아파서 혹은 신장이 안 좋아서 왔는데 침도 아니고 한약도 아니고 척추 교정을 해야 한다니 의아할 수밖에 없다. 그러면 나는 우리 몸이 기능하는 원리와 병이 생기는 과정에 대해 열심히 설명을 해드린다.

최대한 많이 알려드리고 싶지만 진료시간 동안 말로 이야기하는 것은 한계가 있다. 백문이 불여일견이라고, 환자들은 백 번의 말보다 한 번의 골타치료로 모든 이론을 이해하게 된다. "뼈를 고쳤는데 정말로 비염이 없어지네요?" 하면서 신기해하곤 한다.

지금껏 기술한 바와 같이 대부분의 질환은 척추 변형에서 온다. 그래서 나는 단순히 뼈를 치료하는 한의사가 아니라 몸을 치료하는 한의사라고 말한다.

우선 척추 변형과 가장 직접적인 관계가 있는 질환만 따져보아도 허리 디스크와 목 디스크, 척추관협착증, 척추측만증 등이 있다. 그러나 척추 변형의 결과는 이 정도로 끝나지 않는다.

예를 들어 경추는 몸 앞쪽으로 튀어나온 C자 형태이다. 이러한 전만 곡선이 무너지면 일자목, 혹은 반대로 구부러진 역C자 목이 되기도 한다. 이런 경우 척추가 머리 무게로 인한 하중을 제대로 흡수하지 못해 목 디스크가 온다. 특히 6~7번 경추가 틀어지면 손이 저린다. 이는 대표적인 목 디스크 증상이다. 여기에 더해 어깨가 뭉치는 증상도 나타난다. 뿐만 아니라 6번과 7번 경추 위로 가는 혈액순환에도 문제가 생기면서 두통과 불면증, 비염, 이명 등의 증상이 발생한다.

역시 전만 곡선을 이루는 요추, 즉 허리뼈는 우리가 가장 자주 사용하는 부분이다. 우리 몸이 힘을 쓸 때 대부분 관여할 뿐 아니라 호흡하는 데도 영향을 준다. 한마디로 머슴 같은 뼈라고 할 수 있다. 요추는 장기와 많이 연결되어 있지는 않다. 허리가 위아래로부터 받는 충격과 압력을 흡수하는 것이 요추의 가장 큰 역할이다. 그 역할을 못 하게 되면 요추에 문제가 생긴 것이다. 요통, 허리 디스크, 척추관협착증 등이 생기기 쉽다.

흉추와 천추는 후만, 즉 뒤로 알맞게 굽어 있어야 한다. 이 2개의 뼈는 몸 안의 내부 장기를 보호한다. 몸의 내장이 위치하고 운동하는 데 필요한 공간을 확보하는 것이 후만된 뼈의 역할이다. 이러한 뼈들이 제 위치에 있지 않으면 오장육부의 움직임을 조절하는 신경이 눌린다. 신경이 신호를 보내야 심장이 각 장기에 피를 보내고 각 장기도 제 역할을 하는데, 신경이 눌려 제 기능을 못 하게 되는 것이다. 이제 각 조직으로 흘러가야 할 혈액공급에 차질이 생긴다. 그 결과로 내장 기관이나 장기는 서서히 병들어간다.

흉추를 구성하는 뼈의 변형은 그 부위에 따라 혈압, 부정맥, 중풍부터 당뇨, 위장병, 간 질환에 이르기까지 수없이 많은 병을 일으킨다. 천추는 아래쪽에 위치한 만큼 여성의 경우 자궁 관련 질환, 남성의 경우 전립선 질환과 관계가 있다.

흉추 8번을 자극하면 당뇨병이 낫는 원리

신경 조직은 우리 몸에서 가장 중요한 조직이다. 그래서인지 조물주는 이 조직의 바깥에 가장 단단한 척추라는 갑옷을 입혀놓았다. 갑옷이 망가져버리면 몸을 제대로 보호할 수 없다. 일단 신경이 눌리면 어느 신경이 눌렸느냐에 따라 위장병이 생기기도 하고 당뇨가 생기기도 하고 불면증이 생기기도 한다.

보통은 당뇨가 췌장의 문제라고 생각할 것이다. 맞다. 당뇨는 췌장의 문제다. 그런데 왜 하필 췌장에 문제가 생긴 걸까? 내 경험에 의하면 흉추 8번에 문제가 있는 사람들이 당뇨에 걸린다. 흉추 8번을 치료하면 당뇨가 좋아진다. 단지 뼈의 위치를 바로잡아주었을 뿐인데 당 수치가 낮아지고 병이 완화된다.

틀어진 척추가 어떤 결과를 불러오는지만 알아도 수많은 병을 치료하거나 증세를 완화시킬 수 있다. 그 사실을 모르면 무엇이 병의 진짜 원인인지 모른 채 평생 척추가 틀어진 상태로 살게 된다. 더 이상 그런 일은 없으면 좋겠다.

이 시대에는 '만병의 근원은 스트레스'라는 말이 진리로 통한다. 나는 이것을 고쳐 말하고 싶다. 모든 병의 원인은 척추에 있다고. 척추 변형이야말로 만병의 근원이다.

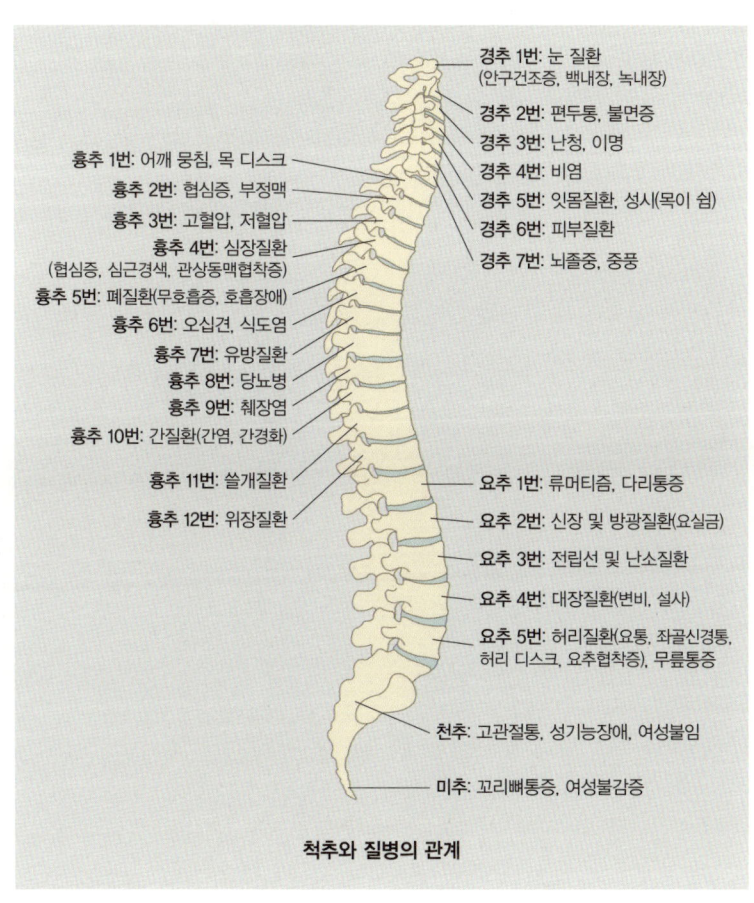

척추와 질병의 관계

CHAPTER 3

통증부터 만성질환까지
한번에 낫는
골타요법의 원리

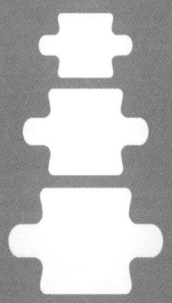

기존의 교정 방법은 문제가 되는 뼈 위주로 치료한다. 이에 비해 골타요법은 척추를 포함한 인체의 뼈를 하나의 구조물로 이해하고 접근하는 치료법이다. 척추의 일부가 아니라 기둥 전체를 치료하는 방식을 고집하는 것은 질병의 근본적인 치료를 추구하기 때문이다. 원인을 해결하는 치료인지라 골타요법은 근골격계 통증뿐 아니라 내과 질환과 난치성 질환에도 신뢰할 만한 예후를 보여준다. 전체 척추의 균형을 맞추면서 각각의 뼈를 제자리로 이동시키기 때문에 주변 조직인 신경과 혈관의 기능이 좋아진다. 이에 따라 신경의 이상과 혈액순환 장애로 인한 증상까지 완화된다.

병의 증상이 아니라
근본을 치료한다

　사람의 첫인상은 3초 안에 결정된다고 한다. 이 '3초의 법칙'은 마케팅 분야에서도 널리 통용된다. 3초 안에 소비자의 마음을 사로잡지 못하면 구매로 이어질 가능성이 뚝 떨어진다. 이성에게 호감을 얻는 일도 마찬가지다. 주위 사람들에게 언제 배우자와 결혼하기로 결심했느냐고 물으면 상당수가 '처음 만난 순간'이라고 대답한다. 이상형에 대해 구체적으로 말을 하자면 끝도 없겠지만 막상 결정은 찰나에 이뤄지는 셈이다.

　우리 조상들도 신언서판(身言書判)이라 하여 인물을 평가할 때 몸, 말씨, 글씨와 판단력을 보았다. 이는 본래 중국 당나라 때 관리를 선출하던 기준으로 《당서(唐書)》 '선거지(選擧志)'에 기록되어 있다. 첫눈에 풍채와 용모가 바르지 못하면 정당한 평가를 받기 어렵다는 것이 그 내용이다. 타고난 생김에 관한 이야기가 아니다. 눈빛이나 표정, 자세 등 한눈에 느껴지는 기운이 좋아야 한다는 뜻이다. 흔히들 말하는 매력이 바로 이런 것 아닐까.

눈에 보이는 몸은 이처럼 중요하다. 나도 누군가를 만나는 순간 그 사람의 형상을 보고 체질을 판단한다. 오랜 시간 진료를 하다보니 보기만 해도 상대가 음인인지 양인인지 느낌이 온다. 다른 한의사들도 마찬가지일 것이다.

사상체질이니 8체질이니 하는 것은 한국에서 생겨난 이론이다. 환자의 체질을 중요시하는 까닭은 각자의 체질에 따라 진단이나 치료가 달라지기 때문이다. 좋은 약도 먹는 사람의 체질에 맞지 않으면 효과가 없다. 안타까운 점은 사람의 체질이 종이 위에 그은 선처럼 확연히 구분되지 않을 때도 있다는 것이다.

혈액순환이 안 되면 아무리 좋은 약도 소용이 없다

한의학은 기능적인 학문이다. 2장에서 설명했듯 한방에서는 피가 잘 도는 것을 건강의 핵심이라고 본다. 몸 구석구석까지 피가 잘 돌면 인체는 알아서 기능한다는 헌법과도 같은 개념에 따라 치료를 한다. 따라서 아픈 부위에 피를 보내주면 명의 소리를 듣는다. 침이나 약을 써서 간이 안 좋으면 간에, 자궁이 안 좋으면 자궁에 피를 보내주는 치료를 한다.

쌍화탕이나 대보탕 등 좋은 약을 지어주면 이론적으로는 보혈이 되고 피가 잘 돌아야 한다. 그런데 체질에 맞춰 지어도 효과는 들쭉날쭉하다. 심지어 어떤 사람은 보약을 먹어도 살이 빠진다. 몸이 나아지는 듯하다가 약을 다 먹고나면 얼마 지나지 않아 도로아미타불인 사람도 있다. 내가 아무리 양심적으로 좋은 약을 써도, 치료법이 나쁘거나 틀리지 않아도 생각보다 효과가 덜하거나 치료가 더디면 환자는 나와 멀어진다.

필요한 곳에 피를 보내 그곳이 제대로 기능하게 하는 일이 왜 어려울까? 이유는 간단하다. 자율신경시스템이 제대로 작동하지 않기 때문이다. 보혈이 되어도 피를 돌게 하는 시스템에 문제가 있으면 혈액순환이 원활하지 못하다. 다시금 몸 여기저기에 피가 잘 가지 않고 들락날락해야 할 피가 고여 어혈이 생긴다. 따라서 자율신경시스템의 문제를 손보지 않는 이상 근본적인 치료는 불가능하다.

앞장에서 설명한 바 있지만, 자율신경시스템을 손상시키는 원인은 척추 변형이다. 틀어진 뼈가 근처의 신경과 혈관을 누르면 혈액순환이 잘 되지 않는다. 피가 잘 돌지 않으니 조직이 제 기능을 못한다. 몸의 중심기둥인 척추에 병이 생기면서 말초의 조직에 병이 생기는 것이다. 이러니 조직 하나하나를 치료해봤자 완치가 되지 않는 것이다.

집의 기둥에 문제가 생기면 벽에 금이 가기도 하고 지붕이 흔들리기도 한다. 기울어진 기둥은 내버려둔 채 금이 간 곳을 메우고 지붕을 수리해봤자 당장 취하는 조치에 지나지 않는다. 기둥은 계속 기울어질 것이고 벽과 지붕, 또 다른 곳에 계속해서 또 다른 문제가 일어날 것이다. 몸의 병도 마찬가지다.

구조에 문제가 생겼으니 구조를 바꾼다

내가 각양각색의 통증과 질병을 호소하는 환자들을 진료하며 깨달은 점은 '구조가 망가지면 병이 온다'는 사실이다. 얼핏 보면 위장의 문제는 위장 자체에 있고, 피부의 문제는 피부 자체에 있는 것 같지만 각각의 증상은 구조의 변형에서 시작된다. 따라서 질병 치료에 있어 구조만큼 중요한 것은 없다.

인체는 뼈와 오장육부를 비롯하여 다양한 조직으로 이루어져 있다. 이 구조물의 중심은 뼈다. 장기도 근육도 모두 뼈에 밧줄을 매어 놓고 힘을 쓴다. 우리가 아무리 빨리 달려도 장기가 제 위치에서 이탈하지 않는 이유는 뼈에 매달려 있기 때문이다. 중력에도 불구하고 아래로 처지지 않는 이유도 마찬가지다. 반대로 말하면 뼈의 변형으로 장기의 위치가 바뀌기도 한다. 의지하고 있는 기둥이 움직이니 따라 움직일 수밖에 없다.

즉, 질병 발생의 근본적인 원인은 구조 변형에 따른 기능장애다. 구조가 기능을 지배하는 셈이다. 구조가 굳건해야 각각의 기능에도 문제가 생기지 않는다. 골타요법은 이러한 원리에 입각한 치료법으로 척추 교정은 물론 여러 질병을 치료하는 새로운 패러다임이다.

나는 골타요법을 더욱 체계적으로 정리하고 그 외의 한방 이론 또한 구조적인 시각에서 새롭게 정립해보고자 지난 2012년 구조의학연구회를 설립했다. 구조의학이란 말 그대로 몸을 하나의 구조로 인식하여 치료한다는 뜻이다.

가장 우선해야 할 치료는 구조의 중심인 척추 교정이다. 그런 다음

심부근육인 오장육부를 포함한 근육, 인대, 피부 등 구조 속의 또 다른 구조물을 치료하는 것이 순서다. 이제 인체의 질병에 대한 개념과 해석이 달라져야 한다. 골타요법을 앞세운 구조의학이야말로 통합적이고 전인적인 의학이다.

뼈를 두드려 통증을 치료하는 골타요법을 완성하다

수기치료는 동양에서 오랜 전통을 자랑한다. 중국 진한시대(秦漢時代) 의학서《황제내경(黃帝內經)》에는 '도인안교'라는 치료법이 나온다. 도인안교란 한자의 뜻 그대로 밀고, 당기고, 누르고, 골격을 맞추어 기를 순환시키는 방법이다. 무려 2,200년 전부터 사람의 몸에 물리적인 힘을 가하여 질병을 치료했다는 사실을 알 수 있다.

이와 같은 치료 방식은 이후 다른 의서에서 '안마'라고 불리게 된다. 사실상 도인안교의 맥이 끊긴 셈이다. 이후 의학이라기보다는 일종의 민간요법처럼 인식되다가 지금은 추나(推拿)라는 이름의 한방 물리요법으로 자리 잡았다.

보다 일찍 수기치료가 의료행위로 인정된 곳은 서양이다. '카이로프랙틱'이라는 치료법인데, 아마 누구나 한번쯤은 들어봤을 것이다.

1895년 미국의 치료사였던 대니얼 파머(D.D. Palmer)는 청각장애 환자를 치료하던 중 '뚝' 하고 뼈가 움직이는 소리를 들었다. 놀랍게도 그 환자는 그때부터 조금씩 소리를 들을 수 있게 되었다. 파머는 중추인 뇌와 말초의 조직을 연결하는 것은 신경이며, 신경이 척추를 지난다는 사실을 떠올렸다. 그리고 척추에 이상이 생기면 말초에 각종 문제가 생긴다는 가설을 세웠다. 이러한 가설을 바탕으로 창안된 치료법이 척추를 교정하는 카이로프랙틱이다.

현재 미국과 캐나다, 호주 등지에서는 의과대학과 별도로 6년 과정의 카이로프랙틱 대학이 있다. 그곳에서 전문교육을 받고 면허를 취득해야 카이로프랙틱 DC(Doctor of Chiropractic)가 될 수 있다. 미국에서는 카이로프랙틱이 1차 의료로 분류되어 의료보험도 적용된다.

도대체 통증은 왜 생기는 걸까?

한때 나는 카이로프랙틱 자료를 열심히 찾아 읽었다. 살아생전 무릎 통증으로 고생하시던 아버지께서 돌아가시고 관절에 관해 닥치는 대로 공부하던 시기였다.

처음에는 근육학과 생리학 서적을 탐독했으나 내가 원하는 답을 얻기는커녕 의문이 커져만 갔다. 인체 각 부위의 모양, 그곳에서 발생하는 질병의 이름과 증상은 상세히 알 수 있었지만, 근본적인 원인과 명확한 치료법은 어디에서도 찾을 수 없었다.

나는 단순하게 생각해보기로 했다. 통증은 신경과 관련이 있다. 신경이 압박을 받으면 그 신경과 연결된 부위에 통증이 생긴다. 그렇다면 통증을 없애는 방법은 그 통증을 유발하는 신경이 눌리지 않도록 하는 것 아닐까? 그러던 차에 공부하게 된 카이로프랙틱의 치료 원리는 나에게 깊은 인상을 남겼다.

실제로 수많은 신경이 척추를 지난다. 척추를 구성하는 뼈 중 어느 하나가 조금이라도 틀어진다면 그곳을 지나는 신경이 압박을 받는다. 그 신경과 연결된 조직에는 통증이 생길 것이다. 물론 증상은 곧바로 나타나지 않는다. 문제가 조금씩 꾸준히 쌓이다가 어느 순간 임계점을 넘으면서 마치 강둑이 터지듯 발병한다. 갑작스럽게 느껴지지만 사실은 긴 시간 축적된 문제인 셈이다.

게다가 혈관과 위, 심장, 자궁 등 인체 곳곳의 기능을 조절하는 자율신경은 척추를 따라 위치하고 있다. 따라서 척추가 변형되면 자율신경시스템에 문제가 생긴다. 그러면 피가 잘 돌지 않게 되고 피가 충분히 전달되지 않는 부분, 정체되는 부분마다 병이 생긴다. 한방에서 건강을 위해 가장 중요하다고 생각하는 것이 바로 기혈의 순환이다. 척추가 틀어지면 기혈의 순환도 흐트러진다.

이러한 이유로 나는 척추 교정이 통증뿐 아니라 내과 질환에도 효과가 있으리라고 짐작할 수 있었다. 척추의 구조, 신경의 위치와 기능은 양방의 지식이다. 그러나 신경의 이상이 거의 모든 질환으로 연결된다는 사실은 내가 한의사이기에 알 수 있는 것이었다.

뼈를 두드리는 치료법의 신기한 효과

그렇다면 어떻게 척추를 교정해야 좋을까? 이것이 나에게 남은 과제였다. 기존의 수기요법은 대개 경락, 지압과 같은 마사지 위주다. 주위의 근육 등 연부조직을 이용해 뼈를 교정하다보니 빠른 효과를 기대하기 어렵다. 치료자의 기술에 따라 효과도 천차만별이다. 게다가 현대인의 근육은 점점 약해지고 있다. 교통수단의 발달과 생활습관 변화로 인한 운동 부족, 과도한 영양 섭취 등 갖가지 이유로 근육이 발달할 여지가 없는 탓이다.

나는 기존 수기치료의 아쉬운 점을 보완하고 싶었다. 더 빠르고 효과적인 척추 교정 방법을 찾기에 골몰하던 중 텔레비전에 나오는 한 장면이 내 눈을 사로잡았다. 사람들이 대나무 같은 것으로 몸 여기저기를 가볍게 두드리는 모습이었다. 그렇게 하면 몸이 건강해진다는 이유였다. 안마봉으로 뭉친 어깨를 두드리면 시원하다는 말처럼 특이할 것 없는 민간요법이었으나 내 머릿속에서 전구가 반짝 켜지는 느낌이었다.

일반적으로 통증을 치료할 때는 치료가 필요한 부위의 인대와 근육에 찜질과 마사지, 침, 부항 등을 동원하지만 그것으로는 근본적인 치료가 어렵다. 인대와 근육의 강직은 뼈의 틀어짐을 막기 위해 힘을 쓰다 생긴 결과다. 그러니 틀어진 뼈에 직접 힘을 가하면 좀 더 효율적인 치료가 될 거라는 생각이 들었다.

'뼈를 직접 두드려 움직이면 어떨까?' 그 순간, 나는 아르키메데스처럼 유레카를 외치고 싶었다. 어떻게 보면 단순한 생각이지만, 뼈에 관심이 없고 공부가 부족했을 때는 미처 떠올리지 못했던 것이었다.

단 하나의 아이디어를 붙잡고 연구를 시작했다. 통증 부위에 따라 어디에 있는 뼈를 어떻게, 얼마만큼의 강도로 때려야 하는지 알아내야 했기 때문이다. 척추의 어느 부위에 어떤 신경이 지나는지, 마치 학생 시절로 돌아간 것처럼 공부했다. 믿을 수 있는 임상 결과도 필요했다.

첫 실험 대상은 나 자신이었다. 항상 허리가 묵직하고 자주 통증이 있었기에 요통과 관련이 있는 뼈부터 찾았다. 실제로 요추 4번과 5번이 틀어져 있었다. 나는 가까운 친구에게 그 뼈가 어떻게 틀어졌는지 알려준 다음, 뼈를 발로 차달라고 부탁했다. 처음에 그는 깜짝 놀라 손을 내저었다. 아무리 치료 때문이라지만 뼈를 발로 차라고 하니 황당했을 법도 하다. 시키는 대로 했다가 혹시라도 어디가 잘못될까 망설이는 친구를 여러 번 설득해야 했다.

직접 뼈를 움직이니 그 효과는 생각보다 빠르고 확연하게 드러났다. 골타요법의 임상효과에 대해서는 뒤에서 자세히 설명하겠지만, 한마디로 말하자면 통증뿐 아니라 체력과 면역력 등 건강이 전반적으로 호전되었다. 내 몸이 달라지자 뼈를 때리는 척추 교정 방식에 더욱 확신이 들었다. 평소 허리가 좋지 않았던 것마저 행운으로 여겨졌다. 내가 건강했다면 골타의 효과를 제대로 시험해보지 못했을 것이다.

태어나서 그때처럼 많이 맞아본 적이 없다. 지금은 농담거리가 되었지만 당시 나는 어느 때보다 진지했다. 그렇게 가족들을 시작으로 가까운 지인들에게 간단한 치료부터 적용해보았다.

특히 환자들이 나에게 힘을 실어주었다. 통증으로 고생하던 많은 분들이 기꺼이 골타치료를 받아보겠다며 나선 것이다. 서로 신뢰가 쌓인 관계이기도 했지만, 무엇보다 통증으로 인해 너무 힘든 시간을 보내고 있던 차에 혹시나 하는 간절한 마음이 작용한 것 같다.

마침내 뼈를 두드리는 최적의 도구를 찾아내다

다양한 임상 결과 덕분에 골타요법에 대한 확신이 더해갔다. 골반부터 차근차근 골타치료를 받기 시작한 환자들은 통증은 물론 몇 십 년이나 계속되었던 소화불량이 사라졌다고 하는가 하면, 오랫동안 앓았던 두통과 불면증, 생리통에서 벗어났다며 기뻐했다.

나는 임상을 통해 척추를 구성하는 각각의 뼈가 어떤 통증과 질환에 영향을 미치는지 정리했다. 또한 기계와 기구 개발에도 공을 많이 들였다. 손을 사용하는 데는 한계가 있었다. 정교한 치료가 쉽지 않았고 뼈를 움직이는 힘도 부족했다. 처음에는 고무망치를 사용해보았다. 뼈를 때릴 때의 충격이 몸 구석구석으로 퍼져 뼈를 두드리는 순간 온몸이 울렸다. 충격을 그대로 흡수하는 망치가 필요했다. 그래야 두드리는 뼈 자체에만 힘을 집중시킬 수 있기 때문이다.

나는 공대 교수로 재직 중이던 친구를 찾아갔다. 내 설명을 들은 친구가 알려준 것이 현재 골타치료에 사용하고 있는 망치다. 골타요법용 해머는 안에 납이 들어 있어 다른 곳으로 충격이 전달되지 않고 힘이 한군데로 집중된다. 안전하면서도 환자의 통증을 최소화했다.

다른 교정도구는 친구와 내가 함께 연구하고 개발한 것들이다. 우리는 정교한 타격을 위해 교정봉을 제작하고, 치료자와 환자의 피로를 덜기 위한 교정매트, 자가치료 도구인 고정석과 교정대도 개발해냈다.

  번쩍 떠오른 생각을 치료기술로 발전시키는 동안 2년이라는 시간이 흘렀다. 수많은 사람의 땀과 노력이 없었다면 골타요법의 이론과 방법을 체계적으로 정립하기 어려웠을 것이다. 그분들에게 내내 고마운 마음이다.

원인을 치료해 재발하지 않는 척추 교정의 3단계

뼈를 두드려 병을 치료한다고 하면 처음 듣는 사람은 소스라치게 놀란다. 사이비 의술 보듯 하는 사람도 있다. 그 원리를 설명하면 대부분 이해하지만, 계속 의심을 거두지 않는 사람 또한 있다. 그들은 뼈를 두드려서 짧은 시간 내에 척추를 바로 세우는 일이 가능하냐며 반문한다.

골타요법은 문제가 있는 뼈를 막무가내로 두드리는 치료법이 아니다. 물론 다른 과정 없이 문제가 되는 뼈를 때려 살짝 움직이기만 해도 신경이 받는 압박은 줄어든다. 예를 들어 혈압이나 혈당은 그처럼 간단한 조치만으로도 수치가 눈에 띄게 변한다. 하지만 그렇게 움직인 뼈가 계속 제자리를 유지할 수는 없다. 척추의 뼈가 뒤틀린 것은 그 뼈 하나만의 문제가 아니기 때문이다.

2장에서 이야기한 것처럼 척추는 '고관절 변형(아탈구) → 추간공 협착(버클링) → 힘의 변형(트위스팅)'의 순서로 망가진다. 인체, 그중에서도 특히 뼈는 긴밀하게 연결되어 있는 구조물이다. 구조물은 하중을 버텨야 하는 아랫부분부터 문제가 생긴다.

고관절은 양쪽 다리에 힘을 주는 정도나 사용하는 빈도의 차이처럼 사소한 습관만으로도 좌우 높이가 달라진다. 시간이 지날수록 골반도 기울어져 한쪽은 골반과 고관절 사이가 점점 좁아지고 반대쪽은 벌어져 '아탈구' 상태에 이른다. 아탈구가 일어난 쪽의 골반은 반대쪽 골반에 비해 위로 올라가 있어 척추의 뼈마디 사이가 자꾸 좁아질 수밖에 없다. 이렇게 추골 사이가 좁아지는 현상이 '버클링'이다. 버클링이 더 심해지기 전에 우리의 몸은 위아래로 작용하는 힘의 방향을 좌우로 바꾸어버린다. 이에 따라 척추가 틀어지는데, 이것을 '트위스팅'이라고 한다.

좌우 고관절의 균형을 맞춘다

치료의 순서는 병의 진행순서에 맞추면 된다. 척추가 3단계로 망가지기 때문에 척추를 교정하는 과정도 3단계를 거친다. 아탈구와 버클링, 트위스팅 현상을 차례로 교정해야 한다. 즉, 고관절과 골반의 상태를 확인하는 일이 가장 먼저다.

뼈를 직접 두드려야 하는 이유와 골타요법의 치료 원리를 이해한 환자들도 가끔은 고개를 갸웃한다. "저는 목이 안 좋은데 왜 골반부터 치료를 받아야 하나요?"라고 묻는 경우도 있다.

골타요법의 최종 목표는 휘어지고 틀어진 뼈를 제자리로 보내고 뼈 사이사이의 공간을 넓혀 그곳을 지나는 신경이 압박받지 않도록 하는 것이다. 그러려면 우선 척추의 받침대나 마찬가지인 골반 교정으로 틀어진 뼈가 돌아올 공간을 확보해야 한다. 누울 자리를 보고 다리를 뻗는다는 말이 있지 않은가. 누울 자리를 만들어주는 것이 척추 교정의 첫 단계인 셈이다. 이것이 골타요법의 특징이자 가장 힘든 부분이기도 하다.

고관절의 아탈구를 확인한 뒤에는 좌우 고관절의 균형을 맞춘다. 그러면 골반이 지면과 수평을 이루게 된다. 기울어진 골반에 눌려 있던 신경과 혈관도 압박에서 벗어난다. 때문에 고관절만 교정해도 무릎관절의 통증이 나아지는 경우가 많다. 특히 족저근막염은 고관절의 아탈구를 치료하지 않고 발만 보아서는 절대로 완치되지 않는다. 일시적으로 증상이 좋아졌다가도 반복해서 재발한다.

좁아진 뼈 사이를 벌려준다

아탈구를 교정한 뒤에는 버클링을 치료한다. 버클링은 척추의 뼈 사이가 좁아진 상태이기 때문에 마디마디 하나하나 벌려주는 작업이 필요하다. 등 뒤에서 척추의 극돌기를 만져가면서 뼈 사이의 간격을 하나씩 확인해야 한다.

키가 큰 사람은 큰 사람대로, 작은 사람은 작은 사람대로 자신에게 적절한 간격이 있다. 나는 척추 전체를 펴는 전체 교정과 특히 좁아진

틈을 넓히는 부분 교정을 통해 버클링을 해결한다. 골타요법은 기계를 사용한 치료가 아니므로 환자의 체중을 이용하여 각자에게 알맞은 무게와 힘의 세기를 택해야 한다. 20대 환자와 60대 환자에게 같은 강도로 자극을 주어서는 안 된다. 따라서 환자와 소통해가며 치료하는 것이 중요하다.

버클링이 해결되면 통증이 완화되는 것은 물론이고 몸 전체가 가벼워진다. 눌려 있던 신경과 혈관이 통하기 시작하니 개운할 수밖에 없다. 안 좋았던 곳일수록 눈에 띄게 호전되는 단계이다.

뒤틀린 뼈를 바로잡는다

마지막으로 트위스팅을 해결해야 한다. 척추를 구성하는 뼈에는 극돌기라는 것이 있다. 극돌기는 뒤쪽으로 뾰족하게 튀어나와 있는 부분이다. 척추 위에서부터 아래까지 각각의 극돌기가 같은 방향을 향해 줄을 서 있으면 좋으련만 대부분의 사람들은 그렇지 못하다. 뼈가 뒤틀려 극돌기도 왼쪽 또는 오른쪽으로 돌아가 있는 상태다. 그것도 한두 개뿐 아니라 여러 개가 동시에 돌아간 경우가 많다. 하나의 뼈가 뒤틀리면 위아래에 있는 뼈도 뒤틀리기 때문이다.

원인은 힘의 역학 관계에 있다. 척추를 구성하는 뼈 중 하나가 뒤틀렸다고 가정해보자. 우리의 몸은 그럼에도 불구하고 중심축을 지키려고 애쓸 것이다. 그 결과 뒤틀린 뼈의 위아래에 있는 뼈는 반대쪽으로 틀어지게 된다. 그렇게 하지 않으면 중심축이 한쪽으로 계속 기울어지므로 몸이 나름대로 조치를 취한 셈이다. 그래서 척추측만증 환자를 보면 척추가 한쪽으로 휘었다가 다시 반대쪽으로 휘어 구부러져 있다. 이처럼 뼈 하나가 대열에서 이탈하면 연이어 다른 뼈들까지 문제가 생기며, 병도 하나씩 늘어난다.

척추 교정은 트위스팅을 해결해야 비로소 완성된다. 이때 골타요법용 해머가 필요하다. 해머링의 장점은 하나의 뼈에 집중해 치료할 수 있다는 점이다. 각각의 뼈는 뒤틀린 정도가 저마다 다르다. 한두 개에 문제가 있는 경우도 있고 척추 전체가 틀어져 있는 경우도 있다. 촉진을 통해 진단한 후 각각의 뼈마다 필요한 만큼의 힘을 가해야 한다.

척추 교정이 끝나면 극돌기가 위아래로 나란히 정렬한다. 환자에게 직접 물리적인 힘을 가해야 하는 만큼 치료자인 나도 힘에 부칠 때가 많지만, 가지런히 본래의 자리를 찾은 척추를 볼 때면 더할 나위 없는 기쁨을 느낀다.

꾸준한 척추 운동이 필수

척추 교정은 금방 완성되지 않는다. 수년간 진행된 문제인 만큼 한두 번의 치료로 완치하기에는 무리가 있다. 그나마 골타요법은 뼈를 직접 두드려 움직이기에 다른 교정 방법과 비교하면 치료 기간이 무척 짧은 편이다. 무엇보다 평생 달고 살다시피 한 고통을 짧게는 1개월, 길게는 6개월 내에 고칠 수 있다는 사실이 고무적이다. "이제 정말 살 것 같네요!"라며 더 이상 고통을 참지 않아도 된다는 사실에 기뻐하는 환자들을 볼 때마다 한의사로서 보람을 느낀다.

물론 이것으로 끝은 아니다. 척추 건강은 궁극적으로 환자 자신이 신경을 써야 한다. 생활습관을 바꾸고 틈틈이 뼈를 자극하는 운동을 하는 등 교정된 척추를 오랫동안 유지하려는 노력이 필요하다. 내가 뼈 자극에 최적화된 교정대와 고정석을 개발한 이유도 여기에 있다. 나는 치료가 끝난 뒤에도 환자들이 집에서 꾸준히 척추 운동을 하도록 지도한다. 100세까지 꼿꼿하고 팔팔하게 살기 위해서는 무엇보다 뼈 건강에 신경을 써야 한다.

골타요법은 통증과 질병의 근본적인 원인을 없앤다. 그러나 인체라는 구조물에는 언제든 다시 문제가 생길 수 있다. 가장 중요한 것은 자신의 몸에 대한 관심, 그리고 건강을 지키려는 의지가 아닐까.

손상된 자율신경시스템을 복구한다

　골타요법에 대한 소문이 퍼지다보니 몇 년 전부터 이따금씩 방송 출연 요청을 받고 있다. 그동안 여러 방송에 출연해 척추 자극으로 인한 효과를 보여주었는데, 그때마다 방청객은 물론 다른 출연자들도 놀라워하곤 했다. 그도 그럴 것이 10분 만에 혈압과 혈당치가 내려가고 수족냉증 환자의 손발이 따뜻해지는 장면을 눈으로 확인했기 때문이다.

　수족냉증은 손과 발에 극심한 냉기가 도는 질환이다. 환자들은 여름에도 손발이 시리고, 겨울이 되면 고통이 몇 배나 심해진다고 호소한다. 별것 아닌 증상 같지만 고치기도 쉽지 않아서 몸을 따뜻하게 하는 약을 써도 쉽게 낫지 않는다. 환자에 따라 효과도 다르거니와 어떤 때는 약이 듣고 어떤 때는 듣지 않는다. 약을 복용할 때는 괜찮은 듯했다가 약을 먹지 않으면 증상이 다시 심해지는 경우도 흔하다.

손발이 따뜻하려면 손가락과 발가락 끝까지 피가 와야 한다. 말초까지 피가 오려면 심장이 힘차게 피를 밀어내야 하고, 자율신경시스템이 제대로 작동해 피가 잘 돌아야 한다. 흉추 3, 4, 5번이 뒤로 밀려나면 등이 굽으면서 심장과 폐를 압박해 혈액순환 장애가 생긴다. 따라서 이 부분을 자극해 공간을 확보하면 손발에 따뜻한 기운이 돌기 시작한다.

누구에게나 바로 효과가 나타난다

골타요법은 누구에게나 동일하게 적용할 수 있다. 질환의 종류와 정도에 따라 치료 강도와 기간, 특히 신경 써야 할 부분은 달라질 수 있으나 척추의 뼈를 바른 위치로 교정한다는 점은 똑같다.

효과도 즉시 나타난다. 피가 통하지 않을 만큼 손을 꽉 잡았다가 다시 놓으면 금세 피가 돌듯이 치료 결과를 바로 확인할 수 있다. 뼈가 움직이는 순간 혈당 수치가 떨어지고, 통증도 많이 완화된다. 치료자 입장에서는 치료를 제대로 했는지 그 자리에서 살펴보는 것이 가능한 정도다.

때문에 환자들 입에서는 "신기하네요!"라는 말이 절로 나온다. 그동안 어떤 방법을 써도 소용이 없어 걱정이었는데 몇 번의 치료로 금세 효과를 느끼니 그렇게 이야기할 수밖에 없다.

골타요법은 이론이 명료한 만큼 결과도 정확하다. 가장 근본적인 원인을 제거하는 치료법이기에 문제를 확실하게 없앨 수 있고, 재발 방지에도 효율적이다. 만성통증과 내과 질환에 있어서도 새로운 대안을 제시한다. 뼈와 근육의 통증뿐 아니라 오장육부의 건강도 척추와 긴밀하게 연결되어 있다. 원인을 알 수 없는 만성통증의 경우 포기하고 사는 사람들이 많다. 또한 고혈압이나 당뇨를 앓고 있는 환자들은 대부분 자신의 병을 낙관하지 않는다. 평생 약을 먹어야 한다고 생각하는 것은 기본이요, 상태가 악화되지만 않아도 다행이라고 여긴다.

골타요법으로 신경과 혈관의 부담을 덜어주는 순간부터 고혈압과 당뇨 수치가 훨씬 떨어진다. 물론 내과 질환을 앓는 환자들에게 당장 약을 끊고 척추 교정만 받으면 된다고 말하는 것은 아니다. 척추 교정과 병행하면서 약을 먹고 올바른 생활습관을 갖는다면 큰 효과를 얻을 수 있다. 척추를 교정하고 내가 제안하는 운동으로 꾸준히 관리하면 만성질환에서 벗어나는 날이 올 것이다.

난치병 치료의 기틀을 마련하다

골타요법의 주요한 장점 중 하나는 난치병 치료의 기틀을 마련한다는 것이다. 나는 함께 골타요법을 연구하는 한의사들에게 가끔 이렇게 묻는다. "어떤 환자 앞에서 가장 작아지나요?" 이 말은 곧, 어떤 병이 가장 치료하기 껄끄럽게 느껴지느냐는 뜻이다.

답변은 무척 다양한데, 대개는 과민성 질환, 난임, 오십견 등 잘 낫지 않거나 나아지기까지 시간이 많이 필요한 질환들이다. 약을 먹어도 그때뿐인 경우가 많기 때문이다. 유독 특정 부위가 예민한 경우인지라 일반적인 치료를 적용하기도 어렵다.

이런 질환은 발병 메커니즘을 정확히 알아야 한다. 그래야만 치료가 가능하다. 정확한 원인을 몰라서 치료가 어려운 질환이기 때문이다. 골타요법은 척추 교정으로 온몸에 피를 원활하게 보냄으로써 통증과 병을 낫게 한다는 당위적 개념의 치료법이다. 이러한 개념을 바탕으로 치료에 임하는 만큼 치료자는 물론 환자도 회복에 대한 확신을 가질 수 있다.

족저근막염에 시달리던 환자가 있다. 임신 중 급작스럽게 체중이 늘어나면서 발바닥 통증을 느끼기 시작했다고 한다. 많이 걸으면 발바닥이 무언가로 찌르는 것처럼 아팠다. 그래도 출산 후 체중이 줄면 자연스레 나아질 거라는 생각에 병원을 찾지 않았다고 한다. 하지만 아이를 낳은 뒤 발바닥 통증은 오히려 점점 심해지기만 했다.

그 환자는 아침에 침대에서 내려오는 일이 무서울 정도라며 고통을 호소했다.

"아침에 눈을 뜨자마자 드는 생각이 '바닥에 발을 디딜 때 얼마나 아플까' 하는 거예요."

병원에서 치료를 받고 조금 나아졌는가 싶으면 얼마 안 있어 통증이 재발했다. 푹신한 깔창을 깔고 양말을 여러 겹 신어보아도 소용이 없었다.

대개 족저근막염의 근본적인 원인은 골반 변형이다. 골반이 틀어져 양쪽 다리의 길이가 달라지면서 한쪽 발에 하중이 많이 실려 통증이 생기는 것이다. 그 환자의 경우 골반이 틀어진 상태로 임신을 한데

다가 태아가 자라면서 체중이 늘어 발바닥 통증이 심해졌다. 출산으로 인해 골반은 더욱더 뒤틀렸고, 이후에도 제 위치로 돌아오지 못해 족저근막염이 낫지 않았던 것이다.

이와 같은 경우 틀어진 골반을 교정해 제자리로 돌려놓으면 족저근막염의 재발을 막을 수 있다. 질환의 원인과 치료 방법이 분명하니 당연히 좋은 결과가 나온다. 해결이 안 되는 질환으로 고통받는 환자에게 골타요법은 새로운 희망이 되고 있다.

병의 근본 원인을 잡는다

나는 방앗간집 둘째 아들이었다. 방앗간 일이란 것이 무척 고된 탓에 어머니가 많이 고생하셨던 기억이 난다. 가래떡도 빼고 고춧가루, 미숫가루도 빻아야 하는데 일손이 부족하니 어머니는 자꾸 아들들을 찾았다. 철이 없던 나는 공부를 핑계로 독서실에 갔다. 막상 독서실에 가면 공부는 안 하고 의자 2개를 이어붙인 다음 그 위에 누워 잠을 자곤 했다. 의자를 하나 더 붙이면 편했을 텐데 꼭 2개만 붙여서 허리까지만 의자 위에 대고 엉덩이와 발은 축 늘어뜨린 채 잤다.

중학교 때부터 그렇게 한 결과, 골반이 틀어져버렸다. 키도 잘 자라지 않고 대학 다닐 때는 요통이 제법 심했다. 한의사가 되고도 앉아 있는 시간이 많아서인지 허리는 나아졌다가 다시 나빠지길 반복했다.

골타요법을 내 몸에 처음 시험해본 날, 나는 틀어진 골반이 훨씬 좋아졌음을 느꼈다. 골반이 어느 쪽으로 기울었는지 진단한 뒤 지인에게 골반의 특정 부위를 알려주면서 발로 차보라고 했다. 단지 발로 몇 번 찼을 뿐인데 몸의 변화는 생각보다 컸다. 이후 몇 번 더 시도하자 항상 골반에서 약간 빠져 있는 느낌이었던 한쪽 고관절이 제자리를 찾은 것 같았다. 양쪽 다리 길이도 점점 비슷해졌다.

생각만 했던 치료 방식이 실제로 효과를 보이자 점점 신이 났다. 심지어 내 골반과 허리가 안 좋았던 것이 행운처럼 느껴졌다. 몸에 통증이 없었다면 골타요법을 제대로 시험해볼 수 없었을 테니 말이다.

시간이 지날수록 몸은 점점 더 좋아졌다. 골반과 허리뿐 아니라 기대하지 않았던 효과마저 얻었다. 당시 나는 아침부터 저녁까지 진료를 하고 밤에는 새로운 치료법을 연구하느라 항상 피곤했다. 지금도 술을 좋아하지만 그때는 특히 즐겼던 터라 가끔씩 생기는 술자리에도 빠지지 않았다. 잠이 부족할 수밖에 없었는데 골타요법을 받는 동안에는 피로가 훨씬 덜했다. 한마디로 몸이 이전보다 가뿐해졌다.

척추를 교정하면 면역력이 좋아진다

스스로 분명한 변화를 느낀 덕분에 크게 걱정하지 않고 가족과 지인들에게 골타요법을 시험해볼 수 있었다. 골타요법의 임상효과를 정리하자면 다음과 같다.

척추 뼈가 제자리를 찾아가면 우선 맥박이 살아난다. 저혈압 환자는 혈압이 확연하게 상승한다. 혈액이 잘 돌면서 피부의 톤이 밝아짐과 동시에 체형에도 균형이 잡힌다. 경추를 교정하면 미각이 예민해지면서 이전에는 몰랐던 특별한 맛을 느끼는 경우도 있다. 흉추 교정으로 흉곽이 넓어지면 위와 폐의 기능도 좋아진다. 소화불량과 체기가 없어지고, 숨이 차지 않아 호흡이 안정된다. 골타요법을 받은 후에는 과로나 음주로 인한 피로가 줄어든다. 골타요법은 만성피로에 특히 효과적이다. 체력과 면역력이 좋아지며, 뚜렷한 성기능 개선 효과도 보인다.

골타요법을 시행한 뒤 적외선 체열검사를 해보면 체온이 상승함을 알 수 있다. 또한 부항을 해도 자국이 잘 생기지 않는데, 피가 잘 돌아 어혈이 쉽게 생기지 않는 까닭이다. 골다공증이 있는 사람의 경우, 골타요법을 꾸준하게 받은 이후 골밀도가 올라갔다. 많이 휘어 있는 척추도 빠른 시일 안에 제자리를 찾아가며, 추간판이나 무릎 연골 손상이 있는 사람들도 증상이 호전되었다.

"무슨 만병통치약이야? 뼈 하나 고친다고 어떻게 그런 병까지 다 나아?"

한 친구는 골타요법이 효과를 줄줄이 읊는 나에게 이렇게 말하기도 했다. 하지만 내 말을 믿지 못하던 사람들도 골타치료를 몇 번 받은 뒤부터는 오히려 주변 사람들에게 골타요법을 추천하고 다닌다. 그래서인지 우리 한의원 환자들 중에는 온 가족이 골타치료를 받는 경우가 많다.

이전에 없던 치료법이지만 한의원을 찾은 환자에게 처음으로 골타요법을 시도한 순간에도 나는 떨리지 않았다. 임상 결과도 결과이지만, 내가 그 효과를 몸소 경험한 사람이기 때문이다. 나는 환자들은 물론 가족이나 지인들에게도 자신 있게 골타치료를 권한다. 점점 더 많은 환자들이 골타치료를 받기 위해 나를 찾아오고 건강을 되찾으면서 그 효과를 증명해주고 있다.

쉴 틈이 없는 나날이지만 힘들다는 생각이 들지 않는다. 골타요법이 알려지면서 더 많은 환자들이 질병에서 벗어나고 있으니 한의사로서 보람차다. 구조의학 연구를 함께하는 동료 한의사들이 늘어나는 것도 반가운 일이다. 환자 사례를 소개하고 날카로운 질문을 주고받으며 서로 발전할 수 있는 기회가 된다.

골타요법을 시작했을 당시 나는 이미 20년 가까운 경력을 가진 한의사였다. 한의원 운영이 힘들었던 것도 아니고, 누가 나에게 새로운 치료법을 개발하라고 강요했던 것도 아니다. 오히려 주위에서는 나를 말렸다. 아무리 좋은 치료법이라 해도 일반인에게는 생소한 치료법을 전문으로 하는 한의사가 되겠다고 하니 앞날이 걱정스러웠을 것이다. 그렇지만 나는 확신이 있었다. 결국 나의 모험은 환자들과 나 자신에게 좋은 결과를 안겨주었다.

부분이 아니라 전체를 치료한다

이전에 척추 교정을 받은 적이 있는 환자들은 간혹 골타요법이 다른 치료법과 어떤 차이가 있는지 묻는다. 골타요법은 여러 면에서 기존의 척추 교정 방법과 차별화된다.

먼저, 기존의 교정 방법은 문제가 되는 뼈 위주로 치료한다. 이에 비해 골타요법은 척추를 포함한 인체의 뼈를 하나의 구조물로 이해하고 접근하는 치료법이다. 전체의 생김과 기능을 생각하면서 척추뼈가 틀어진 원인을 제거하는 데 주력한다. 이것이 첫 번째 차별점이자 골타요법의 핵심이다. 전체를 보지 않고 부분만 치료하면 또 다른 부분에서 문제가 생길 수 있다. 척추의 일부가 아니라 기둥 전체를 치료하는 방식을 고집하는 것은 질병의 근본적인 치료를 추구하기 때문이다.

원인을 해결하는 치료인지라 골타요법은 근골격계 통증뿐 아니라 내과 질환과 난치성 질환에도 신뢰할 만한 예후를 보여준다. 전체 척추의 균형을 맞추면서 각각의 뼈를 제자리로 이동시키기 때문에 주변 조직인 신경과 혈관의 기능이 좋아진다. 이에 따라 신경의 이상과 혈액순환 장애로 인한 증상까지 완화된다.

골타요법의 두 번째 핵심은 뼈가 움직일 공간을 미리 만들어주는 것이다. 골타요법은 골반부터 교정해 뼈가 움직일 공간을 충분히 확보한다. 그런 다음에 치료를 시작해야 뼈가 자연스럽게 제자리를 찾는 데 도움이 된다. 척추 교정을 준비하는 과정이자 교정 이후에 효과가 오래 지속되는 비법이기도 하다.

또한 근육을 이용하는 기존의 척추 교정 방법과 달리 골타요법은 문제가 되는 뼈에 직접 타격을 가하면서 뼈를 움직인다. 현대인의 근육이 이전보다 약화된 만큼 기존의 방법은 효율성이 떨어질 수밖에 없다.

교정 후 척추 변형이 다시 생기지 않도록 고정석과 교정대를 이용해 자가치유를 지도하는 것도 골타요법만의 장점이다. 골타요법은 그야말로 '차별화'된 척추 교정 방법이다.

꼬리뼈, 무시하면 큰 병 만든다

엉치뼈와 꼬리뼈 통증으로 나를 찾아오는 환자들이 무척 많다. 이유는 하나다. 골타요법 외에는 이를 교정할 수 있는 방법이 없기 때문이다. 척추를 교정하는 곳에서도 엉치뼈와 꼬리뼈는 교정 대상으로 삼지 않는다. 엉치뼈는 이미 융합이 된 뼈라서 더 이상 움직일 수 없으며, 꼬리뼈는 퇴화되었기에 치료할 수 없다고 보는 것이다.

그런데 엉치뼈와 꼬리뼈를 다치는 일은 생각보다 흔하다. 낙상 등 사고로 엉치뼈나 꼬리뼈가 골절되는가 하면 엉덩방아를 찧는 것만으로도 꼬리뼈에 충격이 갈 수 있다. 친구와 장난을 치다가 벽에 부딪쳐 꼬리뼈가 휜 환자도 있었다.

엉치뼈는 5개의 천추가 융합된 것이다. 융합된 모습이 저마다 달라

모든 사람의 엉치뼈가 똑같지는 않지만, 보통은 윗부분이 직선을 이루고 아래가 뾰족한 역삼각형 모양이다.

앉아서 생활하는 시간이 많은 현대인들에게 엉치뼈는 무척 중요한 부위다. 앉아 있을 때 엉덩이가 불편하다면 일단 엉치뼈와 그 주위의 조직에 이상이 있지는 않은지 생각해봐야 한다. 대부분 엉치뼈 통증을 허리 디스크의 증상으로 보지만, 걸을 때는 통증이 줄거나 사라지다가 앉아 있을 때만 통증이 심하다면 허리가 아닌 엉치뼈의 문제를 의심할 수 있다. 이런 경우에는 병원에서 허리 시술이나 수술을 받아도 좋은 결과를 기대하기 어렵다. 대부분의 병원에서는 엉치뼈의 문제를 찾지 못하기 때문이다.

'오리궁둥이' 남성의 전립선 발병률이 높은 이유

일반적으로 엉치뼈는 움직일 수 없다고 보지만, 골타치료를 해본 결과 분명 움직임이 가능하다. 또한 엉치뼈는 허리와 다른 작용을 하고 있다. 그래서 골타요법에서는 같은 디스크라도 요추성 디스크와 천추성 디스크를 구분해서 진단한다.

척추는 엉치뼈 위에 벽돌처럼 쌓여 있기 때문에 엉치뼈에 문제가 생기면 척추 변형에도 크게 영향을 끼친다. 엉치뼈 아래 붙어 있는 꼬리뼈가 쉽게 틀어지기도 한다.

특히 여성의 경우 엉치뼈는 자궁 건강과 밀접한 관련이 있다. 엉치뼈 안쪽에 자궁이 위치하고 있기 때문이다. 엉치뼈가 틀어지거나 뒤로 튀어나오면 불가피하게 자궁의 위치도 달라진다. 자궁이 후굴되

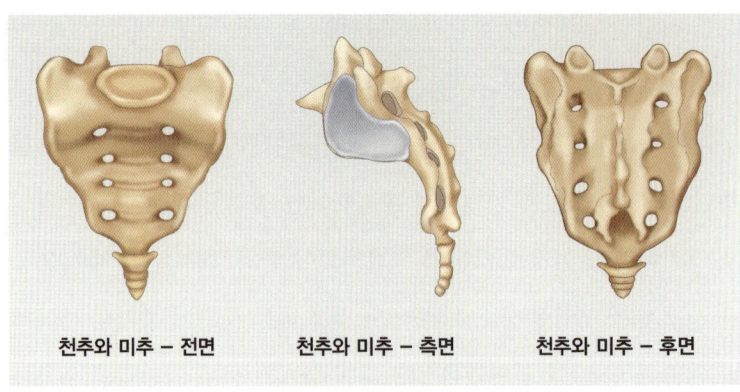

천추와 미추 - 전면　　천추와 미추 - 측면　　천추와 미추 - 후면

면 생리불순과 생리통이 생기고 나아가 성기능저하와 자궁근종, 난임이 발생하기도 한다.

　남성의 엉치뼈는 전립선 기능에 영향을 끼친다. 엉덩이가 유난히 뒤로 튀어나온 사람에게 흔히 '오리궁둥이'라고 하는데, 이는 엉치뼈가 뒤로 빠져 있다는 뜻이다. 일반적으로 흑인의 엉덩이가 이와 같은 형태다. 다른 인종보다 흑인 남성들의 전립선암 발병률이 가장 높은 이유도 여기에 있다.

틀어진 꼬리뼈가 고혈압, 두통, 탈모의 원인

　미추라고 불리는 꼬리뼈는 엉치뼈 끝에 붙어 있는 작은 뼈다. 태어날 때는 4개로 분리되어 있으나 성장 과정에서 융합이 되어 성인이 되면 하나의 뼈로 굳어진다.

　흔히 꼬리뼈는 퇴화된 기관으로 알고 있다. 하지만 임상에서 경험한 바를 토대로 추정해보자면 꼬리뼈는 진화한 인간의 체형과 생명

활동에 맞게끔 변한 것으로 보인다. 인류가 직립보행을 하면서 퇴화된 것처럼 보이나 인체를 이루는 뼈의 구성요소로 나름의 역할을 하는 것이다.

좁은 담벼락 위를 걷는 고양이의 꼬리가 위로 바짝 서는 것처럼 사람 또한 중심을 잡거나 긴장을 할 때 꼬리뼈에 힘이 들어간다. 이처럼 꼬리뼈는 우리가 몸의 균형을 잡는 데 한몫을 하고 있다.

또한 꼬리뼈는 두개골과 연계하여 뇌척수액의 순환을 도모한다. 그래서 꼬리뼈에 문제가 생기면 뇌척수액의 흐름이 저하되고, 그 결과 뇌압이 상승하면서 두통과 탈모가 생긴다. 심각하게는 고혈압과 중풍의 원인이 되기도 한다.

꼬리뼈가 틀어지면 우선 그 주위의 피부색이 검게 변한다. 튼살과 종기, 부스럼, 가려움증이 나타나고 하복부가 축축해지기도 한다. 꼬리뼈가 변형된 채 오랜 시간이 지나면 둔부의 중앙선이 'I' 자가 아니라 'S' 자로 변하며, 통증이 주변으로 퍼진다.

꼬리뼈 변형이 심각한 사람은 몸 아래쪽과 내분비기관이 건강할 수 없다. 꼬리뼈 주변 골반강 안쪽의 장기와 조직의 기능이 떨어지면서 성호르몬 분비가 원활하지 못하며, 하지근력이 약해진다.

몸에 나타나는 다양한 증상이 꼬리뼈 탓임을 모르는 사람이 많다. 심지어 꼬리뼈 통증에 시달리면서도 방법이 없어 참는 사람도 많다.

꼬리뼈는 늑골과 마찬가지로 골절이 생겨도 달리 치료 방법이 없다. 시간이 지나면 저절로 붙는다. 그저 뼈가 잘 붙도록 움직임을 줄이고 휴식하는 방법뿐이다. 다만 뼈가 틀어진 상태로 붙기도 한다. 이

후에는 꼬리뼈가 비뚤어진 채로 살아야 하는 것이다. 통증이 생길 수밖에 없고, 꼬리뼈가 아파 바른 자세로 앉지 못하니 골반도 틀어져버린다.

골타요법으로 엉치뼈는 물론 꼬리뼈도 교정이 가능하다. 직접 뼈를 두드려 움직이고, 휜 꼬리뼈는 물리적으로 밀거나 당겨 펴준다. 이렇게 꼬리뼈를 제자리로 보내면 가장 먼저 통증이 완화되며, 뼈의 변형으로 인해 생긴 다양한 질환도 치료가 된다. 특히 부인과 질환에 있어서는 꼬리뼈 교정이 무척 중요하다. 생리통 치료부터 성기능 향상, 난임 극복까지 문제를 푸는 열쇠는 바로 꼬리뼈에 있다.

디스크 수술,
해야 하나 말아야 하나

골타요법은 모든 치료의 시작점이다. 나는 골타요법 강의를 할 때 침을 놓거나 약을 쓰기 전에 최소한 뼈를 만져보라고 이야기한다. 당뇨 환자가 왔다면 췌장과 연관이 있는 뼈를 만져보는 것이다. 당연히 환자가 아파할 것이다. 디스크 환자가 왔다면 정확히 어느 뼈가 틀어졌는지 진단해야 한다.

많은 환자들이 2차 통증을 호소한다. 근본적 원인은 뼈지만 어느 뼈가 아픈지 모르니 말을 할 수 없다. 뼈를 눌러봐야만 어떤 뼈가 문제인지 드러난다. 예를 들어 어깨가 아픈 것은 2차 통증이다. 진짜 문제가 있는 부위는 어깨 관절이나 근육이 아니다. 어깨로 가는 신경을 누르고 있는 척추 뼈다. 모든 치료의 시작은 뼈를 만지고 움직이는 것이다.

일반적인 근골격계 치료 방법은 약물치료와 운동, 수술 등이다. 하지만 약물치료는 임시치료이고 운동은 순간치료이며, 수술은 응급치료라고 생각할 수 있다. 약물의 효과가 떨어지면 통증은 다시 시작된다. 운동은 몸에 좋은 것이지만, 근본적인 치료가 병행되지 않으면 순간적인 효과만 있을 뿐이다. 특히 수술은 주의해야 한다. 병이 많이 진행되고 통증이 극심한 응급상황에서는 병원에서도 수술을 권한다.

분명히 수술이 필요한 경우는 있다. 특히 사고로 인해 단시간에 몸에 큰 손상을 입었다면 수술이 필요하다. 그러나 일상생활에서 잘못된 습관이 반복되거나 사소한 문제가 오래 지속되어 생긴 질병에는 수술이 적합하지 않다. 수술 후 일상으로 돌아가면 이전의 습관이 반복되면서 다시 똑같은 문제가 생기는 까닭이다.

수술 후 통증이 재발하는 이유

통증질환 때문에 수술을 받았는데 몇 년 지나자 병이 재발했다는 지인이 주변에 한 명쯤은 있을 것이다. 심지어 이전보다 더한 통증에 시달리는 등 심각한 후유증을 앓는 사람들도 있다. 이런 경우는 대개 2가지다. 일상생활에서 생긴 병이라 수술 후 평소 생활로 돌아가자 다시 몸이 안 좋아진 경우, 또는 수술한 부위가 아니라 다른 원인 때문에 아팠던 경우이다.

안타깝게도 수술을 한 뒤에야 이런 사실을 깨닫는 사람들이 많다. 통증을 멈출 수 있다는 생각에 수술을 받았지만 나아지기는커녕 심지어 다른 곳까지 아파오니 이 얼마나 억울한 일인가.

흔히 이야기하는 디스크 수술은 척추 뼈 사이가 좁아지면서 밀려나온 추간판(디스크)을 자르고 제거하는 수술이다. 좁아진 뼈 사이를 넓히기 위해 위아래 뼈 양쪽에 철심을 박기도 한다. 골반과 고관절까지 포함한 척추 전체의 문제를 보지 않고 최후에 고장이 난 부분만 손을 본다. 척추의 문제는 계속 진행이 될 수밖에 없다.

원래 척추의 가장 기본적인 기능은 몸의 위아래로부터 오는 충격을 흡수하는 것이다. 그런데 움직이지 않는 철심을 박아 척추를 고정시켜버리면 평소 걷고 활동할 때마다 오는 충격을 제대로 흡수하지 못한다. 철심을 박지 않은 부위의 뼈들이 그 역할을 해야 하니 그만큼 과부하가 걸리고, 시간이 지날수록 뒤틀리게 된다.

척추 뼈를 철심으로 고정해버리면 그 부위는 나중에 교정을 하기가 어렵다. 골타치료도 철심을 박지 않은 부위의 뼈만 대상으로 한다. 그래서 나는 누구에게든 가능한 수술은 뒤로 미루는 것이 좋다고 이야기한다. 척추란 여러 개의 뼈가 이어져 있는 구조물이라는 사실을 항상 염두에 두어야 한다.

인대 수술 후 골반이 틀어진 30대 남자

축구를 하다가 십자인대가 끊어져 무릎 수술을 받은 30대 남자 환자가 있었다. 이 환자는 수술 후 언제인가부터 골반이 틀어진 느낌이 들더니 허리가 계속 아프다며 우리 한의원을 찾았다. 검사를 해보니 이미 고관절과 골반에 변형이 일어난 상태였다. 아마 수술 후 아픈 무릎에 힘을 제대로 싣지 못했을 것이다. 그러다보면 반대쪽 다리와 골반에 힘을 주게 되는데, 시간이 지날수록 좌우의 균형이 무너지는 결과가 나온다.

어떤 사람들은 무릎 수술이나 고관절 수술은 꼭 필요한 것이 아니냐고 묻는다. 무릎이나 고관절에 문제가 생겨 인공관절 수술을 하는 경우도 참 많다. 그런데 인공관절 수술을 받은 환자 중 상당수가 아프지는 않지만 앉고 설 때마다 불편하다고 말한다.

수술을 원하는 이유가 지금 당장 통증을 없애기 위함이라면 수술을 받는 것이 좋다. 그러나 더 건강하게 살기 위해서, 삶의 질을 높이기 위해서라면 수술 외의 방법을 찾는 편이 낫다. 수술 아닌 다른 방법이 있다는 사실을 모른 채 일단 수술을 받고 나서 후회하는 사람이 너무 많다.

관절은 한번 닳으면 끝이라고?

"관절은 닳으면 끝이잖아요."라고 속단하는 환자를 본 적이 있다. 하지만 뼈가 제 위치로 돌아가고 신경과 혈관이 제 흐름을 찾으면 관절은 다시 건강해진다. 일단 신경전달시스템이 잘 회복되고 피가 잘 돌면 무릎과 고관절의 통증도 사라진다. 오히려 관절의 움직임이 더 좋아지기까지 한다. 인체의 치유력은 우리가 생각하는 것보다 대단하다. 세포가 죽어버리지만 않았다면 이전의 상태로 되돌릴 수 있다.

'이제 인공관절 수술 말고 별다른 방법이 없다'는 말을 들었다 해도 다시 한 번 생각해볼 일이다. 척추가 변형된 상태에서 일단 인공관절을 심으면 다리와 골반의 각도는 변형된 상태로 굳어진다. 그러면 고관절과 무릎의 부담이 해결되지 않은 채 지내야 한다. 이 때문에 인공관절 수술은 한 번으로 끝나지 않는다. 몇 년에 한 번씩 교체가 필요하다. 인공관절 수술을 받는 환자들이 대부분 고령임을 감안하면 더욱 쉬운 일이 아니다. 수술은 최후의, 정말 최후의 수단으로 남겨두어야 한다.

CHAPTER
4

수술·시술 없이 통증 잡는 가장 효과적인 방법

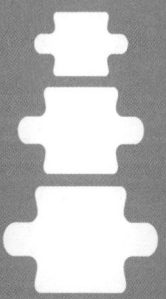

만성통증은 2차 통증이다. 환자 입장에서는 분명 불편하고 아픈데 어디에 통증이 있는 것인지 정확하게 이야기하지 못한다. 뼈가 틀어져서 그런 것이라는 내 이야기에 환자들은 이유를 듣는 것만으로도 속이 시원하다고 말한다. 이런 환자들을 일반 환자와 똑같이 취급하면 치료할 수 없다. 이전까지 했던 치료로 효과를 보지 못할 때는 항상 구조적인 원인을 염두에 두고 과감하게 방법을 바꾸어야 한다. 만성통증 환자에게는 골타요법이 반드시 필요하다.

고질적인 허리 통증,
완치할 수 있다

건강보험심사평가원의 통계에 따르면 척추질환으로 진료를 받은 환자는 2014년 기준으로 약 1200만 명이라고 한다. 대한민국 국민 네다섯 명 중 한 명은 척추에 문제를 가지고 있는 셈이다.

그중에서도 가장 많은 사람들이 고통을 호소하는 부위는 허리다. 사는 동안 허리 통증을 한 번도 겪어보지 않은 사람이 있을까? 병원을 찾지는 않지만 허리가 아프다는 말을 입에 달고 사는 사람, 힘든 일을 하고 나면 습관처럼 허리에 파스를 붙이는 사람을 우리는 흔히 볼 수 있다.

허리는 위에서 아래로 향하는 중력과 걷고 달리는 동안 위로 향하는 충격이 만나는 지점이다. 쉽게 말해 몸의 중심이 되며, 위아래에서 받는 충격과 압력을 흡수한다. 물건을 들어 올리거나 무언가를 잡아당기는 등 힘이 들어가는 대부분의 동작에 관여하는 부위도 바로 허리다. 따라서 허리가 약하면 우리의 몸은 힘을 쓰기가 어렵다. 오죽하면 '허리가 생명'이라는 말이 있겠는가. 예로부터 허리를 다쳐 힘을 못 쓰면 사람 구실을 못 한다고 여겼던 것이다. 실제로 허리는 살짝 삐끗하기만 해도 평소처럼 생활하기가 어렵다.

허리뼈인 요추는 5개의 뼈로 이루어져 있다. 위아래의 충격을 흡수하는 쿠션 역할을 해야 하므로 몸의 앞쪽을 향해 곡선으로 휘어 있다. 장기와 많이 연결되어 있지는 않지만 척추 구조의 기본이 되는 뼈다.

요추 본래의 기능을 회복하는 것이 관건

요추에 생기는 대표적인 질환 중 하나는 추간판탈출증이다. 추간판탈출증은 흔히 '디스크'라고 불리지만 이는 잘못된 명칭이다. 디스크는 추간판을 지칭한다. 척추 뼈에서 원기둥 형태를 띠는 몸통 부분을 '추체'라고 하는데, 위아래에 있는 두 척추체를 이어주는 연골 조직이 바로 추간판이다. 원반 모양인 추간판 안쪽에는 젤리처럼 말랑말랑한 단백질 '수핵'이 들어 있어 탄력이 강하다. 우리가 몸을 유연하게 움직일 수 있는 것은 이러한 탄력성 덕분이다. 추간판이 없다면 척추가 움직일 때마다 위아래에 있는 뼈들이 부딪쳐 심하게 손상될 것이다.

척추는 이미 20대부터 조금씩 퇴행하기 시작한다. 추간판 또한 노화가 진행될수록 수핵을 감싸고 있는 섬유륜에 조금씩 균열이 생긴

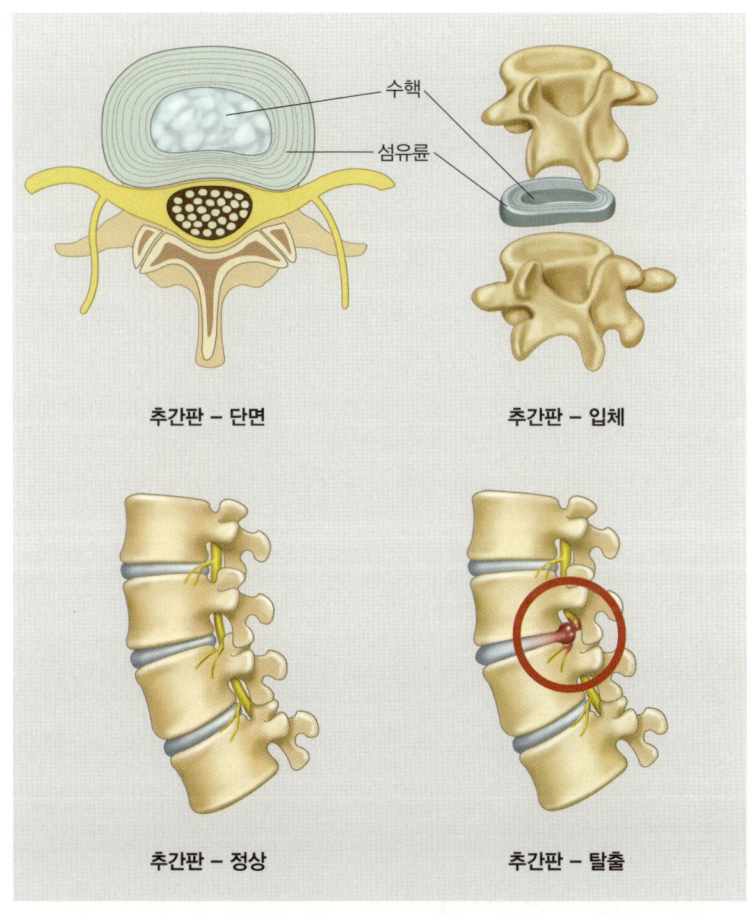

다. 노화 외에도 허리를 무리해서 쓰거나 잘못된 습관이나 비만으로 척추가 계속 압박을 받으면 뼈 사이에 있는 추간판이 눌리면서 조금씩 삐져나오게 된다. 그러다가 결국 섬유륜이 찢어지면 안에 있는 수핵이 흘러나와 주변의 척추 신경을 압박하면서 통증을 유발하는데, 이것이 바로 추간판탈출증이다.

추간판탈출증은 요추에만 생기는 것은 아니다. 보통 목 디스크, 허리 디스크 등으로 이야기하듯 경추에 생기면 경추추간판탈출증, 요추에 생기면 요추추간판탈출증이다. 다만 요추에서 가장 흔하게 발생한다.

척추관협착증 또한 흔한 허리 질환이다. 주로 40대에 발병하기 시작해 환자 10명 중 9명이 50대 이상인 대표적인 퇴행성 질환이기도 하다.

추간판탈출증인 줄 알고 병원을 찾는 사람 중 많은 수가 척추관협착증 진단을 받는다. 척추관은 뇌로부터 나와 말초로 가는 신경의 통로로, 추간공 가운데에 추체와 추간판, 척추뼈 뒷부분인 추궁판으로 둘러싸여 있다. 척추관협착증은 말 그대로 신경의 통로가 좁아져 신경이 눌리는 질환이다. 나이가 들면 추간공이 좁아지기 때문에 자연

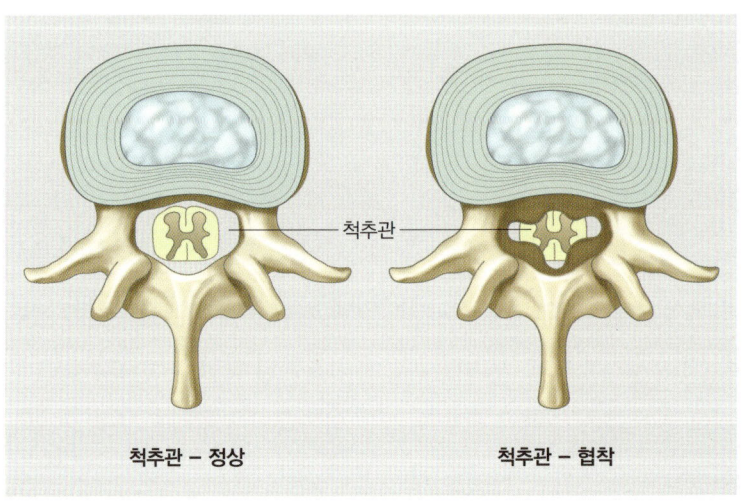

히 척추관협착증이 발생할 확률도 높아진다.

척추관협착증이 있으면 허리와 다리, 엉덩이가 아파 오래 서 있거나 걷기가 힘들다. 특히 통증이 심하면 허리를 앞으로 구부리게 된다. 그렇게 하면 척추관이 상대적으로 넓어지면서 통증이 완화되기 때문이다. 나이가 많은 분들 중에 등을 둥그렇게 구부린 채 걷는 분들이 있다. 상당히 불편해 보이지만 본인에게는 편한 자세인 셈이다.

골타요법에서는 인체가 척추의 변형을 막으려고 하는 과정에서 근육의 힘이 부족할 때 척추관협착증이 생긴다고 본다. 골반이 강직되면서 척추 전체의 유연성이 떨어지고, 이에 따라 충격흡수 작용을 제대로 하지 못해서 발생하는 질병으로 보기도 한다.

요추의 모든 문제는 요추가 본연의 기능인 쿠션 역할을 하지 못할 때 일어난다. 충격흡수 기능이 망가진 상태라고 보면 된다. 이 기능을 회복시켜야 완치라고 할 수 있다. 그런데 다들 눌려 있는 신경과 추간판만 치료하려 한다. 그렇게 하면 통증은 없어질지 몰라도 요추가 받는 압력은 계속되기 때문에 결국 병이 재발하고 만다. 전체적으로 틀어져 있는 구조물에서 당장 문제가 드러난 부분만 손을 쓴 임시 조치이기 때문이다.

골타요법은 골반부터 움직여 공간을 확보해두고 척추를 구성하는 뼈와 뼈 사이의 간격을 늘려 척추 전체를 제자리로 보낸다. 질환을 치료하는 것은 물론이고, 다시금 위아래의 압력과 충격을 이겨낼 수 있는 튼튼한 허리뼈로 되돌리는 것이다.

이제 20대인데, 척추에 퇴행이 빨리 찾아와서 방법이 없다고요?

고등학생 시절 추간판탈출증 진단을 받은 환자가 있었다. 추간판이 찢어지지는 않고 돌출된 상태였기 때문에 통증이 생길 때마다 틈틈이 물리치료만 받았다고 한다. 그러다가 군대에 갔는데, 훈련을 받는 도중 심각한 통증이 생겼다. 자고 일어나서 바로 걷기가 힘들 정도였다. 군 병원에서는 다른 사람들보다 척추에 퇴행이 빨리 찾아왔다고 진단했다. 의사가 너무나 무덤덤한 말투로 "앞으로도 빠르게 진행될 것"이라고 해서 환자 또한 별다른 생각 없이 자신의 통증을 운명으로 받아들이며 살고 있었다.

기대 반 의심 반으로 나를 찾아온 그 환자는 골타치료를 받은 첫날부터 몸의 변화를 느꼈다. 치료를 받는 도중에는 많이 아팠는데 그날 밤 잠자리에 눕자 평소 한쪽만 붕 떠 있던 골반이 균형 있게 내려와 있더란다. 7회로 진행되는 골타요법 한 세트를 끝내자 추간판이 돌출되어 있던 부분의 뼈들도 거의 제자리를 찾았다.

한 60대 환자는 이미 두 차례나 디스크 시술을 받았지만 일상생활을 하다보면 어김없이 다시 통증이 찾아와 고민이었다. 그분의 딸이 아버지 몰래 우리 한의원에 상담신청을 해둔 덕분에 골타요법을 받게 된 분이다. 나이가 있다보니 치료 방식이 낯설게 느껴져 속으로는 그만둘까 생각도 하셨다고 한다.

그런데 3회차 치료가 끝나고 4회차로 넘어가면서 환자 본인보다 주변 사람들이 먼저 변화를 알아챘다. 등이 전보다 훨씬 반듯해졌다며 가족들이 신기해하더란다. 구부정했던 등이 골반 교정이 끝나면서 곧아진 것이다.

오랜 시간 골반이 틀어져 있으면 인체는 중심축인 골반이 더 심하게 틀어지는 현상을 막기 위해 등을 구부려 균형을 잡는다. 따라서 골반이 제자리를 찾으면 등도 조금씩 제 위치로 돌아간다. 그분은 허리 통증이 사라지고 이제 어깨에 약간의 뻐근함만 남아 있다며 계속 골타요법을 받고 있다.

많은 사람들이 허리질환을 어쩔 수 없는 고질병이라고 생각한다. 하지만 나는 수많은 환자들이 허리 통증에서 벗어나는 모습을 보았다. 앉는 것은 물론 서 있거나 누워 있어도 허리가 아프다던 환자, 잠을 자다가 허벅지가 너무 저려서 깰 때가 많다던 환자, 10분만 걸어도 허리를 두드리며 쉬어야 한다던 환자들이 이제는 멀쩡하다며 고맙다는 말을 한다. 그러니 '어차피 안 될 거야'라는 생각은 버리자. 허리 통증은 완치가 가능하다.

두개골을 받치고 있는
경추의 중요성

요즘 길을 걷다보면 눈뜬장님을 여럿 볼 수 있다. 스마트폰을 보면서 걷는 사람들 이야기다. 그러다가 넘어지거나 사고라도 나는 것은 아닌지 아슬아슬하기만 하다. 식당에 가면 두세 살로 보이는 아기들도 스마트폰 영상을 보고 있다. 나부터도 스마트폰 없는 생활을 상상하기가 어려우니 들고 다니는 전화기가 나왔다며 신기해했던 때를 생각하면 그야말로 상전벽해다.

기술의 발달은 인류의 생활을 바꾸었고, 새로운 질병이 나타났다. 그 어느 때보다 경추질환 환자들이 많은 시대다. 일할 때도 컴퓨터를 보고, 놀 때도 컴퓨터를 보는데다가 그 외의 시간에는 스마트폰을 보고 있으니 'C'자로 굽어 있어야 할 경추가 'I'자 모양으로 쭉 뻗는다.

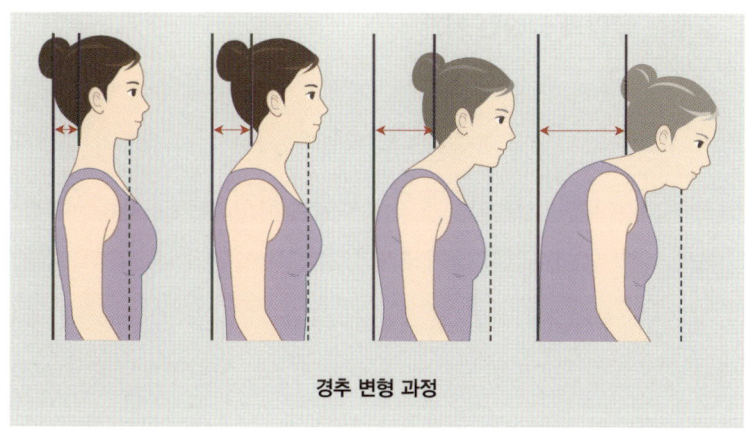

경추 변형 과정

이를 '거북목증후군'이라고 부른다. 이제는 워낙 흔한 증상이라 모르는 사람이 없을 정도다.

척추의 뼈는 모두 연결되어 있어서 경추의 변형은 흉추의 변형으로 이어지며 목과 등 윗부분이 전부 앞쪽으로 쏠리게 된다. 미관상으로도 좋지 않지만 건강에도 경고등이 켜진 것이나 다름없다.

경추는 본래 요추와 같이 앞으로 둥그렇게 나와 있는 전만 형태를 띤다. 경추의 곡선 구조는 머리의 무게를 지탱하고 목으로 가는 충격을 분산시키기 위함이다. 경추가 직선 형태가 되면 이러한 스프링 역할을 제대로 할 수 없다. 충격완화 능력이 현저하게 떨어지면서 외부의 충격이 고스란히 머리와 척추로 전달된다. 거북목증후군이 문제가 되는 것은 이 때문이다.

경추는 혈압과 직결된 기관

거북목증후군 초기에는 별다른 증상을 느끼지 못한다. 하지만 시간이 지날수록 다양한 통증이 나타나는데, 가장 먼저 뒷목이 뻣뻣해지고 어깨 통증이 심해진다. 목뼈의 변형을 막기 위해 승모근 등 어깨 근육에 힘이 들어가면서 딱딱하게 뭉치는 탓이다. 등과 팔에도 통증이 번지며, 계속 방치하면 '목 디스크'로 불리는 경추수핵탈출증, 퇴행성 목질환으로까지 발전하기도 한다. 경추 6, 7번이 틀어지면 손이 저리게 되는데 손 저림은 경추수핵탈출증의 대표적인 증상이다.

목 아래뿐 아니라 위로 향하는 신경과 혈관에도 문제가 생긴다. 경추의 가장 중요한 역할 중 하나는 추골동맥을 보호하는 것이다. 뇌혈류를 공급하는 추골동맥은 추간공 안에 들어 있는 유일한 동맥이다. 이러한 사실만 봐도 얼마나 중요한 혈관인지 짐작이 될 것이다.

흉추나 요추를 구성하는 뼈가 틀어지면 그 옆을 지나는 신경만 압박하지만 경추의 뼈가 틀어질 경우 신경과 추골동맥을 같이 눌러버린다. 그 결과 생기는 질환이 바로 고혈압이다. 두통이나 불면 또한 추골동맥의 압박에 의한 증상이다. 부족한 피를 달라는 뇌의 아우성이라고 보면 된다.

눈이 쉽게 피로해지고 비염, 이명 등의 증상이 나타날 때도 경추의 이상을 의심해야 한다. 최근에는 아토피와 건선 등의 전신질환이 경추와 별 신경절(경추와 흉추가 연결되는 지점에 있는 교감신경총)에 연관된 것이라는 임상 보고도 나오는 중이다.

목의 통증, 절대 가볍게 여기지 말라

"잠을 잘못 잤는지 목이 잘 안 돌아가요."

갑자기 목이 돌아가지 않는다는 환자 중에는 이렇게 말하는 분들이 많다. 급성질환인 경우도 있지만 대부분은 이미 경추 변형이 꽤 진행된 상황이었다. 척추관이 좁아지거나 추간판이 탈출해 신경을 누르니 목을 조금만 돌려도 극심한 통증을 느낀 것이다.

10년이 넘도록 거북목증후군이었다는 한 50대 환자는 정기적으로 침을 맞다가 골타요법에 대해 듣고 우리 한의원을 찾았다. 이미 목 디스크 판정도 받았는데 오십견까지 찾아와서 도저히 통증을 못 견디겠다고 했다. 검사 결과, 경추의 뼈 뒤쪽이 많이 튀어나와 있었고, 좌우 어깨 높이도 차이가 심하게 났다.

나는 수기요법과 해머링으로 좁아진 경추 뼈 사이의 공간을 확보한 뒤 경추를 원래 위치로 조금씩 이동시켰다. 이분은 처음 골타치료를 받은 뒤 며칠간 등뼈 통증을 느꼈다고 한다. 이는 골타치료로 뼈가 움직임으로써 느낄 수 있는 통증으로, 일종의 명현현상이라고 볼 수 있다. 골타요법이 3회 정도 진행되자 치료 효과는 뚜렷하게 나타났다. 우선 팔이 저리는 증상이 완화되었고 바깥쪽으로 젖혀지지 않던 어깨의 움직임이 부드러워졌다.

경추질환 환자 중 가장 기억에 남는 환자는 전산업무를 한다는 젊은 여성이었다. 이 환자는 4년 전부터 목과 등 통증이 있어 통증클리닉에서 도수치료와 약물치료를 병행했다. 치료를 받고나면 통증이 줄어 일상생활에 큰 지장이 없었는데 이상하게 매년 10~11월만 되면 증상이 재발했다. 4년째 되던 해에도 찬바람이 불기 시작하자 어김없이 목과 등에 통증이 찾아왔다. 다른 때보다 유난히 아팠고 이전과 같은 치료를 받아도 한 달이 지나도록 나아질 기미가 보이지 않았다. 결국 다른 치료를 찾아보고자 우리 한의원을 방문했던 것이다.

이 환자의 경우 목과 등도 문제였지만 골반이 많이 틀어져 있어 양쪽 다리 길이의 차이가 2센티미터나 되었다. 먼저 골반의 균형부터 맞추어야 했다. 다섯 번째 골타치료 후에야 환자로부터 목과 등의 통증이 거의 없어졌다는 말을 들을 수 있었다.

예전과 달리 요즘은 목의 통증을 호소하는 환자의 상당수가 20~30대이다. 목뼈가 빨리 망가지기 시작한다는 뜻이다. 그럼에도 젊은 사람들은 건강을 과신하는 경향이 있다. 거북목증후군이 있어도 '요즘 다들 그렇지 뭐'라고 생각하며 넘기곤 한다. 일상생활에 지장이 있을 정도로 통증이 심해져야만 심각성을 느낀다.

인체라는 구조물은 어느 한곳에 이상이 생기면 다른 곳도 영향을 받는다. 개별적으로 보이는 증상도 단순히 일부분의 문제가 아닐 수 있다. 게다가 경추는 인체의 모든 신경과 연결되어 있는 중추신경이 있는 곳이다. 경추의 문제로 전신에 마비 증상이 생기기도 하는 만큼 목의 통증을 결코 가볍게 넘겨서는 안 된다.

인체의 대들보 골반 지키기

출산은 보통 일이 아니다. 하나의 생명을 세상에 내보내는 일이니 얼마나 고귀한가. 그 대단한 과정을 겪고 나면 온몸이 한바탕 몸살을 치른다. 한 번의 출산도 그러한데 거듭 반복되면 몸은 몇 배나 더 큰 영향을 받는다.

아이 둘을 키우는 20대 후반 환자는 첫아이를 출산한 직후 호흡곤란이 찾아왔다. 버티고 버티다가 결국 대학병원 호흡기내과까지 찾아가 정밀검사를 받았다고 한다. 하지만 들은 것은 '스트레스성'이라는 대답뿐이었다. 환자는 괴로워하는데 아무런 증상도, 원인도 없다는 것이다. 항상 숨쉬기가 답답했다는 이 환자는 둘째를 출산한 이후 호흡곤란이 훨씬 심해졌다. 거기다 온몸이 쑤시고 손과 발이 저려 잠을 잘 이루지 못할 정도였다. 다른 산모들은 살이 쪄서 걱정이라는데 이 사람은 오히려 살이 쭉쭉 빠지고 몸이 허해졌다.

이 환자의 경우 골반부터 시작해 척추 전체가 휘어 있었다. 특히 뒤쪽으로 둥글게 굽어 있어야 할 흉추가 'I' 자 모양으로 굳어 있었다. 그러니 흉추 안쪽에 있는 심장이 압박을 받았고 그 결과 가슴이 늘 답답했던 것이다. 체열검사를 해보니 온몸이 전체적으로 냉한데 유독 심장 부위에만 열이 몰려 있었다. 가장 중요한 장기라고 할 수 있는 심장이 위기에 빠지자 환자의 몸은 심장을 보호하기 위해 대부분의 에너지를 그곳에 집중시킨 상태였다.

심장이 안 좋고 에너지도 정체된 상황에서 혈액순환이 잘 될 리 없었다. 살이 찌지 않고 손발이 저린 것도 그 때문이었다. 이 환자에게는 골타요법과 함께 한약과 약침, 운동치료를 병행했다. 나이가 젊은 환자였기 때문에 골타치료 한 세트 만에 큰 효과가 있었다.

출산 후 다이어트보다 골반 교정이 더 시급하다

앞상에서 척추 변형이 진행되는 단계를 설명한 바 있다. 척추는 어느 한 부분만 갑자기 망가지지 않는다. 교통사고와 같이 순식간에 큰 힘을 받는 경우가 아니라면 이쪽저쪽 서로 영향을 주고받으며 서서히 내려앉는다.

특히 골반은 척추가 망가지는 시작점이다. 많은 여성들이 출산 후에 체형이 달라졌다고 말한다. 아이를 낳을 때 골반은 최대한 벌어진다. 그렇게 벌어졌던 골반이 손바닥을 폈다가 오므리듯 금방 제자리로 돌아올 리 만무하다. 허리가 굵어지고 엉덩이가 넓어지는 체형의 변화도 골반 변형에서 비롯된 현상이다. 한쪽 골반이 다른 쪽 골반보다 더 올라가면서 높이 올라간 골반과 요추 사이가 좁아진다. 그러면 인체는 골반이 더 이상 올라가지 않게끔 골반 주위 근육을 발달시킨다. 이 때문에 좁아진 요추 주위에 군살이 붙고 허리와 엉덩이의 형태가 달라진다.

출산 전에 입었던 옷이 안 맞을 때 여성들은 다이어트부터 한다. 하지만 골반이 큰 변화를 겪고 척추의 형태가 변한 상태라서 살이 빠져도 예전과 같은 몸으로 돌아가기란 쉽지 않다. 말 그대로 살이 아닌 '체형'의 문제이기 때문이다.

단지 허리에 살이 붙는 것으로 끝나는 것이 아니다. 골반과 요추 사이가 좁아져 피가 잘 돌지 못하니 몸이 시리고 저리고 아프다. "아이를 낳은 지 몇 년이나 지났는데도 계속 몸이 안 좋아요."라고 호소하는 환자들은 골반 변형으로 시작해 척추 변형도 상당히 진행된 경우가 많다. 특히 꼬리뼈인 미추까지 틀어지게 되면 치골근과 연계된 골반 바닥이 느슨해져 요실금, 자궁후굴, 성기능 장애 등 다양한 증상을 유발한다.

산후관리를 제대로 받지 못해서 나이가 들어 요실금에 시달리는 어머니들이 참 많다. 나는 모든 산모가 골반 교정을 받았으면 좋겠다. 그렇게 하지 않으면 시간이 지나 생각지도 못했던 병이 찾아올 수도 있기 때문이다.

아이를 낳은 뒤 3개월이 지나면 골반 교정이 가능하다. 산모를 대상으로 하는 골타요법은 산후풍 등 출산 후유증 치료를 포함한 건강 회복, 다이어트와 체형유지까지 목표로 한다.

틀어진 골반으로 인해 생기는 여러 가지 질병

극심한 골반 변형을 경험하는 만큼 출산을 겪은 여성들의 예를 길게 들었으나, 골반 변형은 남녀노소 모두가 흔히 겪는 일이다. 좌우의 높이가 딱 맞아 수평을 이루는 골반을 가진 사람은 그리 많지 않다. 골반이 틀어진 사람은 걷다보면 어느새 치마가 한쪽으로 돌아가 있다거나 한쪽 신발의 굽이 다른 쪽보다 더 닳아 있다.

틀어진 골반은 우선 허리와 다리에 통증을 일으키고, 전립선 기능 저하, 요실금, 다리 저림과 하체비만 등 다양한 증상을 유발한다. 또한 골반 변형은 그 위에 서 있는 척추 변형으로 이어진다.

골반은 장골, 천추, 미추, 치골이라는 큰 뼈 4개로 구성되어 있다. 골반강 안의 장기를 보호하고 요추, 흉추, 경추, 두개골이 정상적인 위치에 있도록 아래에서 중심을 잡는 것이 골반의 역할이다. 척추의 중심축을 이루고 지지해주는 대들보라고 할 수 있다.

자궁내막염 수술 후 5년간 크고 작은 통증에 시달리던 여성 환자가 내원한 적이 있다. 이 환자의 몸은 거의 종합병원 수준이었다. 수술 후유증으로 자궁 뒤쪽이 당기는 듯한 통증을 느꼈고, 허벅지가 심하게 저리는 증상과 함께 극심한 요통, 두통도 호소했다. 병원도 여러 번 방문했다. 하지만 진통제를 처방받거나 또다시 수술을 권유받았다고 한다.

이 환자는 골반이 심하게 틀어진 상태였다. 당연히 척추도 변형되었고 그로 인해 각종 통증과 극심한 피로 등이 찾아온 것이다. 골반부터 시작해 전체 척추 교정은 기본이고, 부인병 증세와 가장 밀접한 관련이 있는 미추 교정을 추가로 진행해야 했다. 완치까지는 어느 정도 시간이 필요한 상황이었지만, 첫 치료가 끝나자마자 아침마다 구부정하게 걸어야 할 만큼 아팠던 허리가 나아졌다는 이야기를 들을 수 있었다.

나는 골타치료가 끝나도 환자들이 바른 척추를 유지할 수 있도록 스스로 할 수 있는 뼈 자극 운동법을 알려준다. 그 외에 권하는 운동이 있다면 바로 걷기와 수영이다. 2가지 모두 골반 건강에 좋은 운동이다.

걷기 운동을 꾸준히 하면 골반을 잡아주는 근육의 힘이 좋아져 척추 변형을 막을 수 있다. 이에 따라 혈액의 흐름이 좋아지고 결과적으로 신진대사가 활발해진다. 수영 역시 사지를 고루 사용하는 동시에 골반과 고관절을 계속 움직임으로써 골반 주위 근육을 강화한다. 골반의 안과 밖에 있는 근육이 튼튼해지면 균형 잡힌 골반을 유지하는 데 도움이 된다.

물론 간과하기 쉬운 생활습관도 돌아봐야 한다. 골반이 틀어지는 원인은 주로 짝다리를 짚거나 한쪽으로만 가방을 메는 등 사소한 습관들이다. 이미 틀어진 골반은 교정을 받아야겠지만 평소 골반 건강에 신경을 쓰는 것도 중요하다. 좌우 골반의 균형은 언제든 다시 깨질 수 있기 때문이다.

직립보행을 하는 인간의 특성상 골반이 튼튼해야 그 위에 위치하고 있는 모든 척추들이 제자리를 유지할 수 있다. 대들보가 약하면 집이 흔들린다는 사실을 유념해야겠다.

어깨부터 무릎까지
아픈 관절 치료법

오래전 이야기지만, '기인열전'이라는 텔레비전 프로그램이 인기였던 때가 있다. 제목 그대로 굉장히 별난 재주를 가진 사람들이 출연했는데, 그중에는 몸을 자유자재로 움직이거나 조그마한 상자 속에 구겨 넣는 사람도 있었다. 물론 이런 행동을 보통 사람들이 따라 하기는 어렵다. 그렇다고 불가능한 일까지는 아니다. 뼈는 우리가 생각하는 것보다 유연하고, 관절 또한 가동범위가 넓다.

특히 어깨 관절은 360도 돌아가게끔 되어 있다. 그런데 360도는커녕 그 절반만 움직여도 통증을 느끼는 사람들이 있다. 우리 한의원을 찾는 환자 중에서도 어깨 통증을 호소하는 사람이 상당히 많다.

어깨는 우리가 가장 많이 사용하는 관절이다. 무릎이나 팔꿈치 관절이 그저 앞뒤로 접거나 펴는 운동을 할 때, 어깨는 들고 내리고 밀고 당기고 돌리는 등 수없이 많은 일을 한다. 어깨 관절 주변의 조직과 인대, 근육은 목, 가슴, 등, 겨드랑이에 걸쳐 연결되어 있는데, 이는 가동성을 극대화하기 위한 구조다. 인대와 근육이 상체 전체에 광범위하게 펼쳐져 있는 만큼 어깨 관절에 문제가 생기면 통증이 유난히 날카롭게 느껴진다. 아래쪽 목뼈와 등줄기 윗부분의 뼈가 변형되면서 나타나는 통증이기 때문이다.

  이 부분에 문제가 생기면 신경과 혈관이 눌리면서 어깨를 지탱하는 인대와 근육의 힘이 약해진다. 그 결과 이전처럼 팔의 무게를 지탱하지 못하고 결국 팔이 어깨 관절에서 미세하게 빠져나가려 한다. 인체는 팔이 더 이상 제자리를 이탈하지 않도록 조치를 취한다. 어깨의

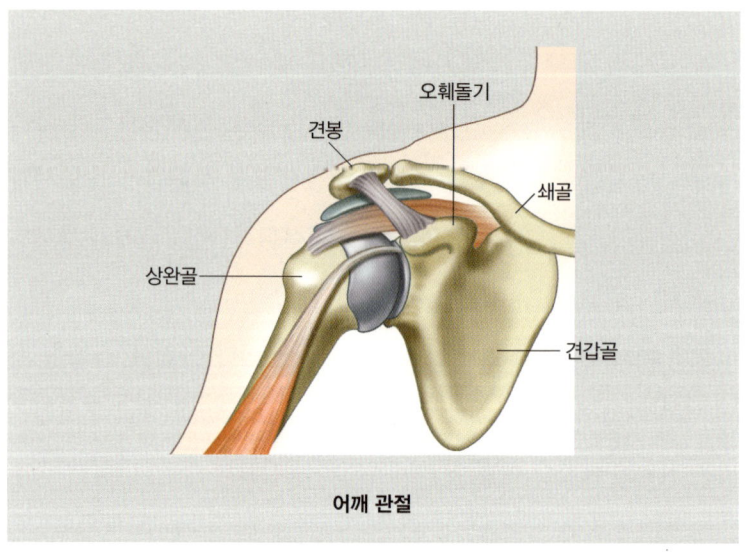

어깨 관절

인대와 근육이 강직되는 이유가 여기에 있다. 어깨의 회전을 담당하는 회전근개가 굳거나 파열되는 증상, 어깨 인대가 굳는 석회화건염, 어깨 관절을 둘러싼 관절낭에 염증이 생기는 오십견 등 어깨의 통증을 유발하는 병은 모두 이런 과정을 거쳐 발생한다.

어깨가 아프면 무조건 오십견이라고 생각하는 사람들이 많다. 오십견일 수도 있고 회전근개파열이나 석회화건염일 수도 있지만, 보다 근본적인 문제는 척추로부터 팔로 가는 신경과 혈관이 눌리는 것이다. 척추 교정을 통해 신경과 혈관의 압박을 없애고 아탈구된 팔의 위치를 제자리로 되돌려야 한다.

팔꿈치의 문제도 같은 방식으로 해결이 가능하다. 팔꿈치에서 가장 자주 발생하는 질환은 건초염이다. 팔꿈치 바깥쪽으로 통증이 나타날 때는 테니스엘보(Tennis Elbow), 안쪽으로 나타나면 골프엘보(Golfer's elbow)라고 부른다. 흔히 운동선수들이 앓는 병이라고 생각하기 쉽지만 팔을 많이 사용하는 사람에게도 생긴다. 건초염은 무세균성 염증이라서 일반 진통소염제로는 잘 낫지 않기 때문에 만성통증으로 발전하기 쉽다. 팔꿈치로 가는 신경이 지나는 흉추의 뼈를 교정해야 근본적인 치료가 가능하다.

고관절, 통증 치료에서 가장 먼저 살펴봐야 하는 기관

관절은 쉽게 움직이도록 설계되어 있다. 그런 만큼 구조가 복잡하며, 고장이 생길 확률도 높다. 심지어 몸에서 툭 빠질 수도 있는 부위다. 척추의 변형도 고관절의 아탈구에서 시작되는데, 고관절이 골반에서 살짝 빠져 있는 사람의 수가 그만큼 많다는 뜻이다.

10년 가까이 운동을 해왔다는 20대 환자는 스무 살 때 스트레칭을 하다가 왼쪽 고관절이 빠져 한동안 왼쪽 다리를 절면서 다녀야 했다. 당시에는 너무 어려서 어떻게 치료해야 할지도 모른 채 시간을 보냈는데, 한 달 정도 지나니 통증이 사라지더란다. 다 나은 줄로만 알았지만, 사실은 고관절이 살짝 빠진 채로 굳어진 것이었다.

4년이 지나자 통증은 몇 배나 심해져서 돌아왔다. 눈앞이 깜깜해질 정도의 생리통과 요통, 다리 전체의 동통에 시달리던 환자는 참다못해 직접 골타요법 상담을 신청했다. 이 환자의 골반은 고관절의 아탈구로 인해 상당히 틀어진 상태여서 바로 골타치료에 들어갔다. 단 한 번 치료했을 뿐인데 일주일 동안 다리 통증이 사라졌을 정도로 경과도 좋았다. 잘못된 위치에 굳어 있던 고관절을 교정한 덕분이었다. 다만 환자의 형편상 치료를 지속할 수 없어 1년 후에 다시 치료를 시작해야 했다. 현재는 미추 교정까지 끝내서 생리통과 생리전증후군을 완전히 잡았다. 환자의 양쪽 다리 길이가 같아진 것은 물론, 누우면서도 다른 방향을 향하던 발바닥도 완전히 교정이 되었다.

고관절은 허벅지 관절이다. 골반을 이루고 있는 가장 큰 뼈인 장골과 대퇴골이 강한 인대와 조직으로 결합되어 있는 곳이다. 고관절은 골반과 척추 전체의 균형을 잡으면서 동시에 다리의 가동성을 확보한다.

원래 장골과 대퇴골이 이루는 각도는 130도 내외여야 한다. 하지만 요즘 사람들은 앉아 있는 시간이 워낙 많아 그 각도를 유지하기가 어렵다. 고관절의 각도가 달라지면 양쪽 다리 길이가 달라진다. 우리가 잘 느끼지 못하는 정도일지라도 신체 좌우의 균형이 깨져 시간이 지날수록 다양한 질환이 생긴다.

위로는 척추에 영향을 미쳐 측만, 과후만, 과전만 등 척추 변형이 일어난다. 이 때문에 고관절은 척추를 교정할 때 최우선으로 해결해야 하는 부분이다. 고관절의 변형은 흉추 7번에 영향을 미쳐 당뇨병의 원인이 되는가 하면, 고관절에 붙어 있는 가장 큰 근육인 대둔근(엉덩이근육)을 약화시킨다. 대둔근이 약해지면 걸을 때 불편하고 지방분해력이 떨어진다. 비만과도 연관이 있는 셈이다.

양쪽 다리의 길이가 다른 경우 한쪽 무릎에 더 과한 부담이 가는 만큼 무릎 통증과 연골 손상까지 생긴다. 결국 위와 아래 어느 쪽이 되었든 가장 먼저 손봐야 하는 문제는 고관절 아탈구다.

연골은 재생이 안 된다?

어느 30대 환자는 둘째를 임신한 뒤부터 오른쪽 고관절에 통증을 느꼈다. 출산 후 1년간 물리치료를 받고 침과 부항 등 좋다는 것은 다 해보았으나 통증은 점점 아래로 번져갔다. 아이를 안거나 계단을 내려갈 때마다 허벅지 뒤쪽과 종아리가 당겼다. 특히 무릎 통증이 점점 심해졌고 삐거덕거리기까지 했다.

무릎 관절은 대퇴골(넙다리뼈), 경골(정강뼈), 슬개골(무릎덮개뼈)과 그 주위의 강한 인대로 구성되어 있다. 주요한 역할은 체중을 비롯한 위로부터의 무게와 발을 통해 올라오는 아래에서의 충격을 흡수하는 것이다.

  회전운동이 가능한 고관절과 달리 무릎관절은 오로지 전진과 후진만 가능하다. 가동성에 한계가 있는 대신 안정성은 더 높다. 이는 곧 자체적으로 병이 생기기는 어렵다는 의미이기도 하다. 즉 무릎의 병은 무릎 자체의 문제이기보다는 몸의 다른 부분에 그 원인이 있다. 대표적인 원인이 바로 고관절의 아탈구, 엉치뼈인 천추의 이탈, 그리고 배 속에서부터 다리 쪽으로 내려오는 근육의 약화 등이다.

  관절의 연골이 이미 닳아 없어진 경우에는 골타요법도 효과가 없을 것이라고 생각할 수 있다. 그러나 관절이야말로 골타요법이 꼭 필요한 부위다. 인체라는 구조물이 균형을 이루지 않는 이상 치료가 된다 한들 다시 고장이 날 터이니 말이다.

  골타요법으로 건강을 회복한 뒤 "어린아이였을 때의 몸 상태로 돌아간 것 같다"고 말한 환자가 있다. 관절 또한 마치 새것처럼 건강해질 수 있다. 관절을 자유롭게 사용하는 것은 기인들만의 재주가 아니라 본래 누구나 할 수 있는 일임을 기억하자.

TIP 고관절, 평소에 지키자!

골반 변형을 예방하는 운동법

- 누운 자세에서 한쪽 무릎을 가슴 정면으로 충분히 당긴 채 1~2분 유지한다. 다른 쪽 무릎도 똑같이 한다.

- 누운 자세에서 한쪽 무릎을 반대쪽 가슴 쪽으로 천천히 당긴 채 1~2분 유지한다. 다른 쪽 무릎도 똑같이 한다.

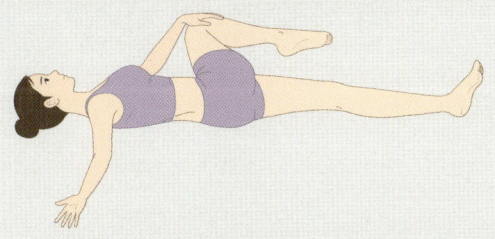

- 엎드린 자세에서 다리를 쭉 뻗은 채 한쪽씩 번갈아가며 위로 들어올린다. 2~3분간 반복한다. 익숙해지면 반대쪽 팔도 함께 들어올린다.

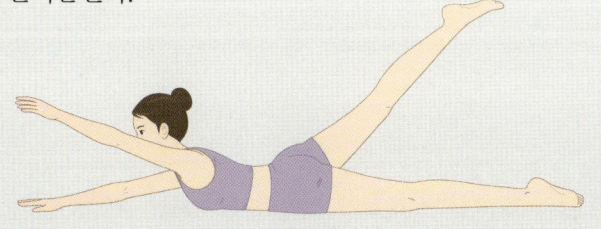

- 의자에 앉아 한쪽 발목을 반대편 무릎 위에 올려놓고 상체를 쭉 편 채 앞으로 숙인다. 양손으로 발목과 무릎을 눌러 고관절에 자극이 오도록 한다.

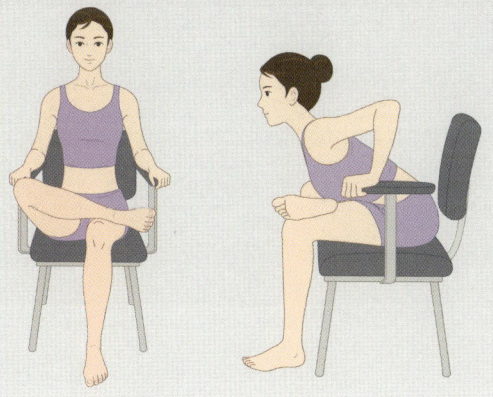

교통사고 후유증과 만성통증의 진실

 흔히들 교통사고 후유증이 무섭다고 말한다. 교통사고 후유증이 무서운 진짜 이유는 치료를 다 받고 나서도 몸이 계속 안 좋은데 그 통증을 딱히 표현할 길이 없고, 따라서 고칠 방법도 마땅치 않다는 것이다. 그러다가 만성통증으로 발전하는 경우가 참 많다.

 교통사고가 나면 몸에 순간적으로 충격이 온다. 근육은 탄력이 있어 웬만한 충격에 의해서는 잘 망가지지 않지만 딱딱한 뼈는 충격에 약하다. 천천히 당길 때는 손상이 없어도 갑작스런 충격을 받으면 움직이게 된다. 그런데 교통사고로 인한 충격이 아주 세지 않은 경우, 뼈가 살짝만 틀어진다. 문제는 이런 정도의 증상이 엑스레이 등에는 나타나지 않는다는 사실이다.

환자는 아프다고 한다. 뼈가 더 이상 틀어지지 않게 하려고 주위의 근육과 인대가 힘을 쓰면서 신경과 혈관을 누르니 아플 수밖에 없다. 그런데 병원에서는 아무 이상이 없다고 한다. 속된 말로 '나이롱환자' 취급을 받게 된다. 환자 입장에서는 정말 억울한 노릇이다.

교통사고 후 통증이 있음에도 불구하고 진단과 치료가 명확하게 이루어지지 않는 이유는 척추 뼈의 아탈구 때문이다. 정상이었거나 혹은 약간만 틀어져 있던 척추가 순간적인 충격을 받으면서 정상적인 위치에서 벗어나게 된 것이다. 이로 인한 통증은 충격을 받은 직후에 생길 수도 있지만, 시일이 지나 척추의 변형이 계속 진행되면서 찾아올 수도 있다. 환자는 결국 제대로 치료를 받지 못하고 오랜 시간 고생하게 된다.

교통사고 치료가 다 끝났다는데 왜 계속 아플까

교통사고 후유증은 척추 교정을 통해 문제가 되는 척추의 아탈구를 해결하면 금방 사라진다. 여기에서 말하는 아탈구란 뼈가 정상적인 위치에 있지 않은 경우를 의미한다. 교통사고 후유증으로 목이 아파 대학병원에 갔지만 '치료할 것이 없다'는 이야기만 들었던 환자 한 분은 골타요법으로 통증에서 벗어났다. 약물이나 물리치료를 받아도 호전되지 않는 만성통증에는 골타요법이 더욱 큰 효과를 발휘한다.

나를 찾아오는 사람 중에는 교통사고 후유증에 시달리는 환자를 포함해 만성통증 환자들이 많다. 통증이 시작된 지 3주가 지났음에도 불구하고 나아지지 않으면 대개 만성통증으로 진단한다. 가령 발목이 접질리면 보통 일주일만 치료해도 낫는다. 발목을 자꾸 사용하지만 않는다면 늦어도 보름 안에 괜찮아진다. 이런 통증은 구조에 의한 문제가 아니다.

만성통증은 경우가 다르다. 3주는커녕 수십 년간 고통에 시달리는 사람도 있다. 그런 분들에게 왜 이제야 오셨느냐고 물으면 "포기하고 살았어요."라는 쓸쓸한 대답이 돌아온다. 병원에 가면 정확한 원인이 나오지 않았고, 원인을 모르니 고치고 싶어도 뾰족한 수가 없었다는 것이다.

만성통증은 2차 통증이다. 환자 입장에서는 분명 불편하고 아픈데 어디에 통증이 있는 것인지 정확하게 이야기하지 못한다. 2차 통증이 발생하는 이유는 무엇일까? 척추가 틀어지면 척추에 붙어 있는 인대 또는 근육이 척추의 틀어짐을 막으려 안간힘을 쓴다. 그러다보니 근육 강직이 일어나고 그 속을 지나는 신경과 혈관을 압박하게 된다. 당연히 몸이 아프고 저리고 쑤시고 무거울 수밖에 없다.

뼈가 틀어져서 그런 것이라는 내 이야기에 환자들은 이유를 듣는 것만으로도 속이 시원하다고 말한다. 그때껏 왜 아픈지 몰라 답답했고, 때로는 꾀병 취급도 당했던 탓이다. 오랜 시간 아프다는 말을 달고 살았더니 식구들조차 눈치를 주더란다.

이런 환자들을 일반 환자와 똑같이 취급하면 치료할 수 없다. 이전까지 했던 치료로 효과를 보지 못할 때는 항상 구조적인 원인을 염두에 두고 과감하게 방법을 바꾸어야 한다. 강직된 근육을 풀어주는 것만으로는 안 된다. 신경과 혈관이 잠시 압박에서 벗어나기는 하겠지만 척추가 틀어져 있는 이상 다시 힘을 쓰면서 강직될 것이다.

만성통증 환자에게는 골타요법이 반드시 필요하다. 그분들은 평소 어디에서 통증이 오는지 자각하지 못하지만 골타치료를 진행하며 뼈를 눌러보면 특정 부위에 강한 통증을 느낀다.

만성통증, 치료가 안 되는 게 아니라 방법이 달라져야 한다

"발이 너무 저려서 꼭 칼로 살을 도려내는 것 같아요."

어느 60대 환자는 나에게 이렇게 하소연을 했다. 젊은 시절부터 종일 앉아서 일을 해왔는데 언제인가부터 발이 저리더니 점점 심해지더란다. 통증이 허리부터 시작해 고관절과 허벅지, 종아리, 결국에는 발끝까지 내려왔고, 다리가 끊어질 듯 아프다고 했다.

게다가 이 환자는 10년 동안 극심한 두통에 시달리고 있었다. 머리에 압력이 차오르듯 통증이 오는 증세였다. 머리를 땅에 눕히면 말로 설명하기 어려운 이상한 느낌이 들어 잠도 깊이 잘 수가 없었다. 하지만 MRI를 찍어봐도 딱히 원인을 찾을 수 없었다.

이분은 허리 치료를 받기 위해 내원하셨지만 골타요법을 통해 두통까지 해결되었다. 허리와 하지 통증은 물론 두통 또한 척추의 문제였기 때문이다. 골타치료를 진행하면서 골반과 고관절, 요추로 이어지는 교정을 통해 먼저 하지 통증을 잡았다.

만성두통 완화 효과는 다섯 번째 치료 후 확실하게 드러났다. 머리까지 차오르던 압력이 떨어졌고, 아침마다 얼굴이 붓는 동시에 눈에 열이 차는 현상이 사라졌다고 했다. 환자의 안색은 처음 마주한 날과 완전히 달라져 있었다.

　어차피 완치할 수 없을 거라는 생각에 무려 20년 동안 허리 통증을 안고 살아온 환자도 있었다. 젊은 시절 아르바이트를 하다가 안 좋아졌는데 치료를 받다 말다 하며 병을 묵혔다고 한다. 허리를 잘 구부리지 못해 아침에 머리를 감는 것도 힘들어하는 분이었다. 앉아서 양말을 신을 때도 허리를 많이 구부리면 여지없이 심한 통증을 느꼈다.

　병이 워낙 오래된 상태라 골타요법을 두 세트 진행했다. 이 환자의 경우 척추가 100퍼센트 제 위치로 돌아가지는 않았으나 일상생활에 지장이 없을 정도로 그 기능이 회복되었다. 환자가 큰 만족감을 표현해 기억에 남는다.

　어느 환자나 힘이 들겠지만, 만성통증에 시달리는 환자들을 볼 때면 더욱 안타깝다. "무슨 수를 써도 낫질 않아요." "이제 와서 뭘 어쩌겠어요." 이렇게 말하는 분들이 참 많다. 오랜 시간 통증을 안고 살다 보니 나을 거라는 희망조차 없다. 대부분 자녀 손에 이끌려 속는 셈 치고 내원하거나 큰 기대 없이 혹시나 하면서 치료를 받는다.

　그랬던 환자들이 점점 건강을 회복하고 활기를 띠는 모습에 나까지 힘을 얻고는 한다. 골타요법을 더 널리 알리고 더 열심히 치료해야겠다는 생각이 든다. 안 된다고 생각 말고 '되는 방법'을 찾아보자. 모든 환자들에게 꼭 전하고 싶은 말이다.

CHAPTER 5

골타요법, 이런 병도 고친다

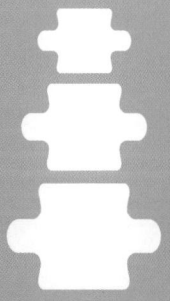

원인 모를 증상에 시달리고 있다면 나는 무조건 척추를 의심하라고 말한다. 척추의 변형은 온 몸 구석구석에 이상을 가져오기 때문이다. 어느 뼈가 뒤틀렸느냐에 따라 나타나는 증상과 병의 이름은 달라진다. 하지만 치료 원리는 다 같다. 뼈를 제자리로 보내주면 몸은 신기하리만치 달라진다. 이 획기적인 치료법은 갖가지 질환으로 고통받고 있는 환자와 그 가족에게 희망이 될 것이다. 골타요법이야말로 건강한 삶을 위한 가장 빠르고 정확한 길이다.

당뇨도 척추가 뒤틀려 생긴다

　2년 전, 한 TV 프로그램 방송작가가 나에게 연락을 해왔다. 등 건강을 다루는 날에 출연해달라는 섭외 전화였다. 내가 해야 할 일은 녹화 중 간단한 척추 자극으로 당뇨환자들의 혈당치를 떨어뜨리는 것이었다. 자신이 있었기에 흔쾌히 허락했다.

　작가는 사전 인터뷰 겸 방송 준비를 위해 당뇨병 환자 7명을 데리고 우리 한의원을 찾아왔다. 환자들은 모두 당뇨 약을 복용 중이었다. 혈당을 재보니 평균 240이었고, 한 분은 300을 넘어갈 정도였다. 이 수치를 10분 안에 떨어뜨려야 했다.

　나는 환자들의 흉추 5~7번을 지압했다. 척추 서너 마디의 좌우를 눌러보면 환자가 특히 아파하는 부분이 있다. 그 뼈들을 지나는 신경과 혈관은 췌장으로 연결된다. 이 뼈들이 틀어지면 췌장으로 가는 신경이 눌리면서 인슐린 분비에 문제가 생기는 것이다. 정식으로 치료를 하려면 골반 교정부터 시작해 골타요법으로 뼈를 움직여야 하지만, 방송에서는 10분이라는 짧은 시간 내에 그 효과를 보여주어야 하므로 뼈 주위만 자극했다. 신경과 혈관의 숨통이 트이기만 해도 혈당수치는 빠르게 내려간다.

실제로 7명 중 6명의 혈당치가 20~30퍼센트까지 떨어졌다. 옆에서 지켜보던 작가도 입을 떡 벌렸다. 상대적으로 혈당치가 덜 떨어진 한 사람은 가슴에서 허벅지까지 꼭 끼는 보정속옷을 입은 상태였다. 지압을 할 때도 속옷 착용을 고집하는 바람에 큰 효과를 볼 수 없었다. 뒤틀린 뼈에 눌린 신경과 혈관이 속옷의 압박까지 받으니 건강에 좋을 리가 없다. 나는 그분에게 치료를 받을 때는 물론 평소 보정속옷을 착용하지 않는 것이 좋다고 말씀드렸다.

10분 만에 혈당이 떨어지는 메커니즘

그날 사전 준비 과정은 순조롭게 진행되었다. 문제는 녹화 당일이었다. 사전 인터뷰 당시 만났던 사람들 중 혈당치가 가장 많이 떨어진 두 사람이 녹화에 참여하기로 했다. 그런데 두 분 모두 그날 이후로 혈당이 별로 오르지 않았다. 치료를 한 사람이나 받은 사람 입장에서는 기쁜 일이지만 작가들은 발을 동동 굴렀다. 혈당이 높은 상태여야 방송에서 드라마틱한 결과를 보여줄 수 있기 때문이다.

결국 객석에 있는 사람들 중에서 급하게 출연자를 찾아야 했다. 나는 혈당치가 높은 사람 중에서도 뼈가 유연한 편인 두 사람을 지목했다. 뼈가 지나치게 단단하고 주위 근육이 심하게 경직된 사람은 단시간의 자극으로 효과를 볼 수 없는 탓이다.

우여곡절 끝에 시작된 녹화는 무사히 끝났다. 나는 그날 방송을 통해 뼈 자극으로 혈당치가 얼마나 달라질 수 있는지 보여주었다. 단 10분 만에 혈당이 떨어지는 것을 보고 현장에 있던 사람들 모두가 상당히 놀랐던 기억이 난다. 그 뒤로 방송 출연 제의가 더 많이 오고 있다.

통계에 따르면 우리나라의 성인 10명 중 1명이 당뇨를 앓고 있으며, 7명 중 1명은 당뇨 전 단계에 해당하는 내당능장애에 해당한다. 그런데 이중 30퍼센트에 가까운 사람들이 자신의 혈당이 높은 줄도 모르고 지낸다. 웬만한 수치가 아니면 특별한 증상이 나타나지 않는 까닭이다.

혈당이란 혈액 속에 있는 포도당의 농도를 뜻한다. 포도당은 인체가 활동하는 데 필요한 기본적인 에너지원으로, 그 양이 지나치게 많거나 적으면 안 된다. 그래서 췌장은 혈당을 적당히 조절하는 호르몬인 '인슐린'과 '글루카곤'을 분비한다. 췌장이 인슐린을 충분히 생산하지 못하는 등의 장애가 생기면 혈당이 조절되지 않아 고혈당이 계속되는데, 이를 당뇨병이라 한다.

당뇨 약은 췌장의 인슐린 분비를 촉진하거나 간에서 당을 생성하는 기능을 억제하는 등 기능에 따라 여러 종류가 있다. 이러한 약은 혈당수치 조절을 도움으로써 증상을 완화하고 더 이상 나빠지지 않도록 하는 것이 목적이다. 즉, 췌장의 기능을 정상으로 되돌리지는 못한다.

이 때문에 보통 당뇨는 완치가 안 되는 병이라고 생각한다. 그러나 달리 생각하면 혈당치를 정상범위로 유지하는 동안은 문제가 되지 않는 병이기도 하다. 식이관리와 운동이 중요한 이유가 여기에 있다. 몸을 부지런히 움직여 당을 소비하거나 당을 적게 섭취하지 않으면 어떤 약도 소용없기 때문이다.

그렇지만 먹고 싶은 것을 참고 음식을 적게 먹기가 어디 쉬운 일인가. 맛있고 배부른 식사를 멀리한 채 내내 식욕을 억제해야 하니 환자들은 고통스럽기만 하다.

식이요법 없이도 당뇨 완치할 수 있다

가장 좋은 방법은 골타요법으로 근본적인 문제를 바로잡는 것이다. 척추가 틀어져 췌장으로 가는 신경과 혈관이 눌려 있다면 이를 회복시키기만 해도 혈당치가 몰라보게 좋아진다. 피가 잘 돌면 췌장은 본래의 기능을 자연스레 되찾는다. 인위적으로 인슐린 분비를 촉진하는 방식보다 훨씬 효과적이다.

흉추 7번 주위에 있는 뼈들은 당뇨와 특히 관련이 있다. 이 뼈들이 틀어지는 원인은 고관절의 변형이다. 골반에 잘 붙어 있어야 할 고관절이 제 위치에서 벗어나 아탈구 상태가 되면 골반과 고관절의 각도가 틀어진다. 그 정도가 심할수록 골반 위에 서 있는 뼈들도 연이어 틀어지게 되므로 인체는 그러한 현상을 막으려 애쓴다. 그 과정에서 흉추 7번이 움직인다. 흉추 7번이 뒤틀리면서 주변의 신경과 혈관이 눌리고 췌장의 기능도 떨어지게 된다.

언제인가 당뇨 명의로 불리는 사람이 텔레비전에 나와 이런 이야기를 한 적이 있다. 자신의 스승이었던 교수가 회진을 돌 때마다 당뇨 환자들의 엉덩이를 보고는 했단다. 그러면서 환자들에게 합병증이 올지 안 올지 예상도 했다고 한다. 충분히 가능한 일이다. 엉덩이 근육이 약할수록 고관절이 쉽게 틀어질 테니 말이다. 그 교수는 아마도 오랜 경험을 통해 고관절과 당뇨의 연관성을 알게 된 모양이다.

수시로 채혈을 해서 혈당을 재며 그 숫자에 울고 웃을 수밖에 없는 당뇨 환자들의 고충은 말로 다 설명할 수 없다. 그야말로 '혈당치와의 전쟁'을 하고 있는 셈이다. 하지만 이제는 당뇨병도 다른 관점에서 보아야 한다. 척추 교정으로 췌장이 건강해진다면 당뇨와의 싸움도 한층 수월해질 것이다.

척추 교정으로 좋아지는 고혈압

　드라마를 보면 뒷목을 잡고 쓰러지는 장면이 자주 등장한다. 주로 나이 든 사람이 엄청난 비밀을 듣고 충격을 받았을 때 나오는 익숙한 장면이다. 그러면 시청자들은 그 사람에게 고혈압이 있다고 생각한다. 굳이 따지자면 맞는 이야기는 아니다. 고혈압은 대부분 별다른 증상이 없기 때문이다.

　하지만 웬만한 드라마마다 고혈압에 시달리는 사람이 나오는 점은 과한 설정이라고 할 수 없다. 보건복지부 통계에 따르면 우리나라 고혈압 환자가 천만 명에 이른다고 하니 5명 중 1명은 고혈압을 앓고 있는 셈이다.

　주위를 둘러보면 혈압 약을 복용한다는 사람들이 참 많다. 혈압 약에 대해서는 중단하면 안 된다든지 반대로 먹으면 안 된다는 등 여러 가지 논란이 있다. 통풍이나 성욕감퇴, 두통과 어지럼증 등 혈압 약의 부작용으로 거론되는 증상도 다양하다.

도대체 혈압은 왜 높아지는 것일까

그렇다면 고혈압은 왜 생기는 것일까? 2장에서 언급했듯 우리 몸은 끝까지 스스로를 지키려고 한다. 우리의 눈에는 병으로 보이는 증상들도 사실은 목숨을 지키기 위한 인체의 반응이다. 그리고 '피'는 인체가 스스로를 지키는 수단이라고 할 수 있다. 피를 우리 몸 구석구석에 보내 모든 기관들이 저마다의 역할을 하게끔 하는 것이다.

혈압이 높아지는 현상 또한 마찬가지다. 혈관 속을 흐르는 혈액의 압력이 정상적인 범위를 벗어나 높아지는 데는 그럴 수밖에 없는 상황이 있다.

골타요법에서는 고혈압의 원인을 구조의 문제와 기능의 문제 2가지로 나눈다. 구조상으로는 뇌혈류장애를, 기능상으로는 어혈을 고혈압의 주원인으로 본다.

뇌혈류장애는 흉추 위쪽과 경추 속을 지나는 추골동맥에 문제가 생긴 것이다. 추골동맥은 뇌혈류를 공급하는 혈관이다. 경추가 변형되어 신경이 눌리면 뇌혈류 공급이 원활하지 못하다. 우리의 몸은 압력을 올려서라도 뇌까지 피를 공급하려 하는데, 이로 인해 혈압이 올라간다.

긴 목을 가진 기린은 사람보다 2배가량 높은 혈압을 갖고 있다. 압력을 올려 피를 위로 보내는 방법은 사람이나 동물이나 같은 셈이다.

추골동맥의 압력이 높아지면 그 속을 지나는 혈액의 흐름도 달라진다. 다음 그림에서와 같이 혈관의 좁아진 부분을 지나는 혈액은 속도가 빨라지는 동시에 회돌이를 치게 되는데, 그러면서 혈관 벽을 압박한다. 원래 혈관은 탄력성이 있지만 나이가 들수록 단단하게 굳는다. 이처럼 탄력이 줄고 약해진 혈관 벽이 혈액의 압력을 감당하지 못하면 뇌출혈이 일어나 중풍의 원인이 되기도 한다.

어혈 또한 심장에 부담을 일으켜 혈압상승으로 이어진다. 집 안이 더러우면 청소하는 사람의 일거리가 늘어난다. 빈 방을 닦을 때는 그나마 수월하지만 여기저기 흩어져 있는 물건을 치워내고 피하면서 닦

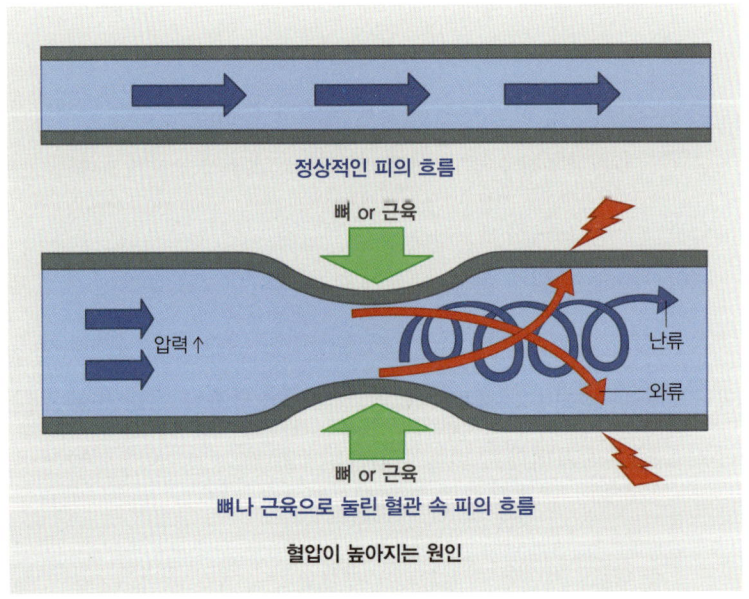

아야 한다면 훨씬 힘이 들어간다. 어혈을 치워가며 혈액을 순환시키는 일도 마찬가지다. 심장이 더 센 압력으로 피를 뿜어낼 수밖에 없다.

"통증 치료를 했는데 혈압도 떨어졌어요!"

통증 때문에 골타치료를 받았는데 혈압까지 떨어졌다며 좋아하는 분들이 너무나 많다. 당뇨와 마찬가지로 수많은 사람들을 괴롭히고 있는 고혈압 또한 골타요법으로 큰 효과를 볼 수 있는 만성질환이다.

고혈압을 치료하는 가장 좋은 방법은 척추를 제자리로 보내고 심장의 부담을 줄여주는 것이다. 심장의 과부하를 덜기 위해서는 혈관을 압박하는 요소를 제거해 피가 막힘없이 돌도록 해야 한다. 특히 추골동맥을 압박하는 요소를 제거하면 뇌혈류 공급이 원활해진다.

자율신경시스템이 제대로 작동하는 것도 중요하다. 혈액순환이 원활해지면서 혈관의 이물질과 어혈이 사라지기 때문이다. 이는 모두 골타요법으로 실현이 가능한 일이다.

고혈압이 있는 환자들은 평생 약을 먹거나 죽을 때까지 병을 안고 가야 한다는 생각에 막막해하곤 한다. 만성질환이란 오랜 시간에 걸쳐 생겨난 것인 만큼 금세 고치기는 어렵다. 그러나 우리의 몸은 언제나 스스로를 살리려 애쓴다는 사실을 기억해야 한다. 고여서 썩어가던 물도 길이 생겨 흐르게 되면 다시 깨끗해지듯 인체 또한 제 기능을 찾고 나면 서서히 회복되어간다. 이는 사람을 비롯한 모든 생명에게 적용되는 원리이자 순리이다.

성기능 장애와 뼈의 관계

　우리나라 섹스리스 부부의 비율은 약 30퍼센트로, 일본에 이어 세계에서 두 번째로 높다. 성생활 만족도 또한 최하위에 해당한다고 하니 참 안타까운 일이다. 성욕은 식욕과 같이 인간의 가장 근본적인 욕구다. 하지만 피로와 스트레스에 시달리는 현대인에게 그 욕구를 채울 만한 여유는 없어 보인다.

　게다가 우리나라는 여전히 성에 대해 금기시하는 분위기가 남아 있다. 대다수는 성생활의 만족도를 높이기 위해 적극적인 노력을 하지 않을뿐더러 그런 행동을 부끄럽게 생각한다. 특히 나이 든 사람들은 "이 나이에 무슨……."이라며 손을 내젓는다. 자신이나 배우자에게 성기능 장애가 있어 서로 불만이 쌓여도 그러려니 하며 산다.

성기능 장애란 성욕감퇴와 성감저하 등 다양한 증상을 포함한다. 대개 남성의 발기부전을 떠올리는 사람이 많지만 성기능 장애로 고민하는 여성 또한 상당히 많다. 부부 중 어느 한쪽이라도 성생활에 즐거움을 느끼지 못한다면 원만한 성생활을 누릴 수가 없다.

성욕과 성기능은 떼려야 뗄 수 없는 것이다. 욕구가 없어서 관계를 갖기 싫을 수도 있지만, 반대로 관계 시 즐겁지 않기 때문에 욕구가 안 생기는 경우도 많다. 나이가 들수록 성생활과 멀어지는 이유 또한 욕구 감소뿐 아니라 신체 구조가 젊었을 때와는 달라지기 때문이다.

'이쁜이수술'과 케겔운동만으로는 해결이 안 된다

남성의 성기와 여성의 질은 근육으로 되어 있다. 산부인과에서 시행하는 '이쁜이수술'은 한마디로 느슨해진 질 근육을 다시 당기는 것이다. 이때 질 점막에 주름을 잡아주는데, 이 또한 성교 시 만족도를 높이기 위해서다.

본래 여성의 질 점막은 울퉁불퉁하게 되어 있다. 그래야 남녀 모두 성감을 잘 느낄 수 있는데, 이는 사실 남성의 사정을 유도하기 위한 인체의 노림수다. 인체로서는 건강한 후손을 남기는 것이야말로 지상 과제이기 때문이다.

발기한 남성의 성기가 양송이 모양으로 되어 있는 것도 같은 이유다. 질에 들어갔다가 나오면서 질 속에 있는 이물질을 제거할 수 있기 때문이다. 이런 작업 후에야 성기는 제 정자를 뿌린다. 생물학적으로 남성의 성기는 정자를 뿌리는 것이 일이고, 여성의 성기는 강한 정자를 받아 가장 건강한 녀석을 선택하는 것이 일이다.

사정을 할 때마다 쏟아져 나오는 수억 마리의 정자는 힘차게 헤엄쳐 자궁까지 간다. 그러나 자궁에 도달하는 일은 쉽지 않다. 질 점막은 세균 감염을 막기 위해 산성을 띤다. 정자 역시 산성에 약하기 때문에 질을 지나면서 태반은 죽고 만다. 정액은 알칼리성을 띠어 정자가 무사히 살아 자궁까지 가게끔 도와준다.

물론 이것은 사정 이후의 일이고, 사정이 가능하려면 우선 남녀가 서로 자극을 주고받아야 한다. 헌데 질 안쪽이 평평하면 남성의 성기에 오는 자극이 적고, 당연히 사정에 이르기 어렵다.

그렇다면 원래 주름이 잡혀 있던 질 근육이 왜 밋밋해지는 것일까? 이 과정을 설명하려면 뼈 이야기를 하지 않을 수가 없다.

모든 근육은 뼈에 밧줄을 달고 매달려 있는 형태다. 골반도 마찬가지다. 골반을 감싸고 있는 근육은 골반바닥근이라고 한다. 골반바닥근은 골반 안쪽에 있는 자궁과 방광, 질과 괄약근까지 잡아준다. 특히 여성의 경우 출산을 하고 나면 골반이 심하게 벌어지고 꼬리뼈가 틀어지면서 주변 근육이 이완된다. 골반바닥근 또한 이전보다 느슨해져 자궁과 방광의 위치가 달라지는 것은 물론, 질 근육과 괄약근까지 영향을 받는다. 한마디로 장기와 근육의 무게를 이전처럼 지탱하지 못하는 것이다. 나이 든 여성에게 요실금이 많이 생기는 것도 이 때문이다.

산후조리를 잘해야 한다는 말은 괜히 있는 것이 아니다. 출산으로 인해 움직인 뼈와 근육들이 어느 정도 제 위치로 돌아가도록 하는 것이 산후조리의 목적이다. 그러나 몇 주 쉰다고 해서 뼈와 근육이 모두 제자리를 찾기는 어렵다. 출산을 겪은 여성들은 체형 변화와 함께 갖가지 통증과 질환을 호소할 수밖에 없다. 성감저하를 포함하는 성기능 장애 또한 그중 하나다.

질 근육을 조이는 케겔운동은 한계가 있다. 인위적으로 근육을 잘라서 잇는 이쁜이수술도 오래가지 못한다. 근육은 쓰면 쓰는 대로 또 늘어난다. 뼈가 틀어져 있으면 더욱 빨리, 심하게 변한다. 결국 뼈대가 정상이어야 근육을 비롯한 모든 조직이 정상화된다. 따라서 골반과 미추를 교정하는 것이 가장 근본적인 치료법이다.

사정 횟수와 전립선암의 연관성

직립보행을 하는 인간의 특성상 척추는 별다른 이유 없이도 시간이 지날수록 조금씩 틀어지게 된다. 가장 먼저 균형을 잃는 것은 골반이다. 골반은 볼기뼈라 불리는 2개의 무명골, 엉치뼈인 천추(천골), 두덩뼈인 치골, 꼬리뼈인 미추(미골)로 구성되어 있다. 골반이 틀어진다는 말은 이 4가지 뼈의 위치가 바뀌었음을 뜻한다. 모든 뼈를 움직여야 미추도 원래 위치로 온다.

미추 교정은 골타요법에서만 가능하다. 꼬리뼈란 것은 움직일 수 없는 거라며 그대로 방치했다가는 성기능 장애뿐 아니라 각종 생식기질환에도 취약해질 수 있다.

2년 전 미국 비뇨기과 학회에서 발표된 '사정 횟수와 전립선암의 연관성' 연구는 당시 큰 화제가 되었다. 한 달에 사정하는 횟수가 많을

수록 전립선암의 발생빈도가 감소하는 경향을 보인다는 내용이었다.

　어찌 보면 당연한 결과다. 에너지원이 들어오고, 혈액과 척수액 등으로 바뀌어 순환하고, 쌓인 물질을 배출하는 과정이 모두 원활해야 우리의 몸은 건강을 유지할 수 있다. 노폐물뿐 아니라 끊임없이 만들어지는 정액 또한 정기적으로 배출해야 한다.

　만족스러운 성교는 부부의 심신을 풍요롭게 한다. 성기능 장애가 정신건강은 물론 육체건강에도 안 좋은 영향을 미친다는 점을 기억하자. 부끄럽다 생각하지 말고 몸과 마음의 건강을 위해 성기능 개선에 관심을 가져야 한다. 즐거운 성생활은 나이를 떠나 건강한 사람만이 누릴 수 있는 복이다.

생리통부터 난임까지, 자궁 건강의 원리

최근에는 부인과 질환으로 한의원을 찾는 여성 환자들이 참 많다. 나이가 어린 환자도 늘고 있다. 가장 흔한 질환은 생리통과 생리불순이다. 부인과 질환을 앓는 이가 많은 이유는 자궁에 어혈이 잘 생기기 때문이다.

자궁은 한 달에 단 두 번만 문이 열린다. 배란과 생리를 위해서다. 그런데 생리혈이 모두 빠져나가지 않은 상태에서 문이 닫히면 미처 밖으로 나가지 못한 피가 그 안에 고인다. 생리는 매달 자궁내막이 탈락되어 나가는 것인데 이전 달의 피가 단단한 어혈이 되어 계속 자궁내막에 앉아 있는 셈이다.

자궁은 부담스러워진다. 굳어버린 어혈의 벽부터 허물어야 이달치 자궁내막을 탈락시킬 수 있으니 과한 운동이 필요하다. 자궁이 심하게 움직이면서 생기는 통증이 바로 생리통이다. 생리의 시기와 양이 불규칙해지는 생리불순의 원인도 여기에 있다.

이런 환자들을 치료하는 방법 역시 골타요법이다. 어혈은 피가 잘 돌지 않아 생긴다. 피가 잘 돌지 못한다는 것은 신경이 신호를 제대로 보내지 못한다는 뜻이다. 신경이 제 기능을 못하는 이유는 눌려 있기 때문이다. 신경을 누르는 것은 뒤틀린 척추다. 이처럼 질환이 발생하는 과정을 역으로 차근차근 따져보아야 한다.

척추가 뒤틀리면서 자궁이 이동하는 것 또한 어혈이 생기는 원인이 된다. 자궁도 다른 장기와 마찬가지로 척추에 밧줄을 달고 매달려 있는 꼴이다. 그런데 미추, 즉 꼬리뼈가 휘어 안쪽으로 밀려들어오면 자궁도 뼈를 따라 넘어간다. 보통 자궁은 방광과 직장 사이인 골반 중앙에 앞쪽을 향해 누워 있다. 그런데 뒤쪽으로 넘어가거나 때로는 거

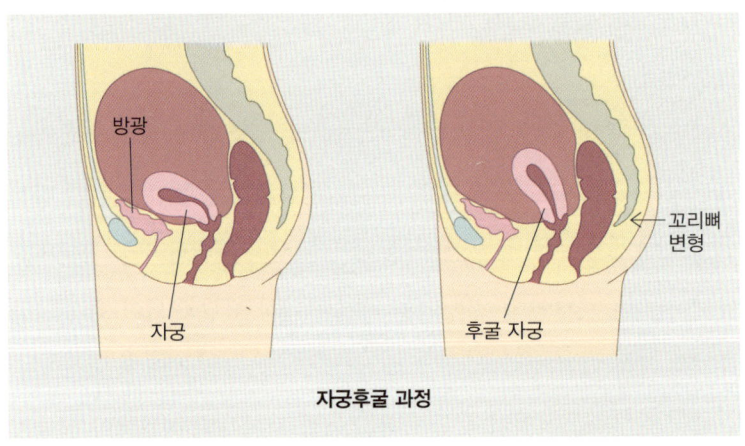

자궁후굴 과정

기에서 더 구부러지는 경우도 있다. 이를 자궁후굴이라 한다.

자궁은 배란과 생리 시기에만 문이 열린다. 자궁의 위치가 바뀌면 제때 나와야 할 피가 다 빠져나오지 못하고 갇히면서 어혈이 된다. 어혈은 자궁 조직에 나쁜 영향을 미친다. 염증이 생기기도 하는데, 이것이 자궁내막염이다.

자궁이 제 위치를 벗어나면 처음에는 별다른 증상이 없어도 시간이 지날수록 갖가지 문제가 생긴다. 자궁내막염은 그중 하나일 뿐이다.

따라서 생리통을 대수롭지 않게 생각해서는 안 된다. 이미 구조적으로 문제가 생겼다는 뜻이기 때문이다. 진통제로 당장의 통증을 막는 동안 자궁 건강이 악화될 수 있다. 당연한 이야기지만, 건강하지 않은 자궁은 임신에도 불리하다.

난임, 아무 이상이 없다면 자궁의 위치가 문제

최근 난임으로 고민하는 부부가 무척 많다. 검사를 해보면 특별한 이상이 없는데 인공수정이나 시험관 시술로도 아이가 들어서지 않으니 답답할 노릇이다. "도대체 왜 아이가 생기지 않을까요?" 하고 물으며 속상한 심정을 토로하는 사람을 볼 때면 그동안 얼마나 마음고생을 했을까 싶어 안타깝다.

임신이 잘 되려면 우선 아기의 집이라 할 수 있는 자궁이 따뜻해야 한다. 그리고 깨끗해야 한다. 수정란이 뿌리를 내려야 하기 때문이다. 또한 아이가 세상에 태어나기 전까지 살 곳이니 먹을 것이 많아야 한다. 깨끗하고 먹을 것이 많아야 한다는 말은 곧 피가 잘 돌아야 한다는 뜻이다.

여기까지는 한약으로도 어느 정도 해결이 가능하다. 몸을 따뜻하게 하고 어혈을 풀어주면 되기 때문이다. 하지만 문제의 핵심은 구조다. 무엇보다 자궁의 위치가 좋아야 한다. 구조가 틀어지니 수정란 입장에서는 자기 집인데도 들어가지 못하는 것이다. 생각해보라. 지진이 났다면 어떻게 집에 들어갈 수 있겠는가.

남편의 정자에 이상이 없고 배란도 잘 되며 나팔관도 막히지 않았다면 문제는 수정이 아닌 착상에 있다. 그중에서도 구조에 있다. 특히 첫아이는 낳았는데 그다음부터 임신이 안 되는 경우라면 십중팔구는 자궁의 위치가 원인이다. 한마디로 구조만 바꾸면 생리통부터 난임까지 해결이 된다는 것이다.

꼬리뼈 교정으로 기적처럼 임신에 성공한 일본인

나를 찾아오는 환자 중에는 일본 사람이 꽤 많다. 골타요법으로 효과를 본 사람들이 주변에 추천을 하면서 입소문을 타는 모양이다. 내가 일본으로 가서 치료를 한 적도 있다. 나를 초청한 분은 대형 할인매장을 운영하는 기업인이었는데 그분의 지인이 난임으로 걱정하는 중이었다. 안 해본 것이 없지만 임신이 되지 않는다고 했다.

나는 그 환자를 만나 꼬리뼈부터 살폈다. 꼬리뼈가 휘어 있고 자궁도 후굴이 된 상태였다. 꼬리뼈와 골반을 바른 위치로 보낸 다음에 자궁과 관련된 신경을 누르는 척추 뼈까지 교정할 필요가 있었다.

그분은 도쿄에서 골타치료를 한 번 받은 다음 정기적으로 한국을 방문해 우리 한의원에 왔다. 꼬리뼈는 무척 단단해서 두드리면 통증이 꽤 있을 뿐 아니라 항문을 통해 뼈를 직접 당기는 과정도 있어 치료가 수월하지 않다. 그럼에도 환자는 잘 버텨주었다. 일본에서 처음 치료를 시작한 뒤 4개월에 걸쳐 12번 정도 치료를 한 뒤에 그분의 임신 소식을 들을 수 있었다. 이렇게 임신에 성공한 일본 환자만 네 사람이다.

우리나라 환자 중에도 기억에 남는 분이 있다. 마흔이 넘어 결혼하고 아기를 갖기 위해 노력했지만 인공수정과 시험관 시술에 연이어 실패한 분이었다. 임신을 바라는 사람의 애타는 심정을 누가 다 이해할 수 있을까? '이렇게 하면 애가 들어선다더라' 하는 갖가지 속설이 21세기에도 난무하는 까닭은 아기를 갖고자 하는 사람의 심정이 그만큼 간절하기 때문이리라.

"이번에도 안 되면 그냥 포기하려고요."

이렇게 말하는 환자의 표정에는 별다른 기대감이 보이지 않았다. 그간의 이야기를 들어보니 실망이 클 법도 했다. 하지만 골타요법을 받은 뒤 임신이 된 사례에 대해 들으면서 그분 또한 조금씩 희망을 갖는 것 같았다.

그 환자는 전신 교정 1회, 부분 교정 2회, 간단한 운동치료 3회를 받고 나서 딱 6주 만에 자연임신이 되었다. 기적 같은 일이 생겼다며 기뻐하는 모습을 보니 나도 흐뭇했다. 출산예정일이 지난해 5월이라고 했으니까 지금쯤 벌써 아기의 첫돌이 다가오고 있을 것이다.

그분은 자신에게 일어난 일이 기적 같다고 했지만, 나는 이것이 과

학임을 안다. 골타요법은 인체의 구조를 이해하고 과학적인 원리로 제 기능을 회복시키는 치료 방식이다. 방법이 없다며 포기하지 말고 문제 자체에서 눈을 돌려 근본적인 원인을 찾아보자. 자궁에 병을 일으키는 씨앗은 꼬리뼈다.

경추를 바로잡으면 비염도 낫는다

경추 손상에 의해 아주 어린 시절부터 겪게 되는 질환이 있다. 바로 비염이다. 비염은 호흡을 통해 콧속으로 흡입된 특정한 이물질에 대해 코 점막이 일으키는 일종의 면역 반응이다. 당장 생명을 위협하는 병은 아니지만 콧물과 코막힘, 재채기 등으로 일상생활이 불편할 뿐 아니라 계속해서 재발한다. 근본적으로 치료하기가 어려운 난치성 질환이라고 할 수 있다.

그런데 어째서 어린아이의 경추에 이상이 있는 것일까? 이는 산모의 골반이 틀어져 산도가 변형되었기 때문이다. 가뜩이나 좁은 길을 빠져나가야 하는데 그 길의 모양이 틀어져 있으니 태아 입장에서도 힘이 들 수밖에 없다. 출생 시 태아는 있는 힘을 다해 고개를 위로 밀어 올리면서 밖을 향한다. 자연히 목뼈에 무리가 가기 쉬운데, 특히 경추 3, 4번이 틀어지면 비염이 발병할 확률이 높다.

비염은 염증 치료로 낫지 않는다

비염은 무척 흔해서 가벼운 질환으로 인식되기도 한다. 그러나 비염을 앓는 사람들은 "제발 코가 뻥 뚫렸으면 좋겠어요."라고 말하며 괴로워한다. 코로 숨을 쉬는 것이 소원이라고 할 정도다.

감기에 걸려 며칠만 코가 막혀도 답답한데 늘 그런 상태로 산다고 생각해보자. 편하게 숨을 쉬지 못하니 머리도 맑지 않고 집중력도 떨어질 것이다. 그래서 비염을 앓는 아이의 부모는 병원 치료 외에 온갖 민간요법을 동원하기도 한다.

병을 치료하려면 원인을 알아야 한다. 비염의 원인은 무조건 뼈다. 비염은 경추 3번, 4번의 변형 때문에 생긴다. 그 뼈들이 틀어져 목에서 코로 가는 신경이 눌리면 혈액 공급이 저하된다. 피가 잘 오지 않으니 코는 제 역할을 해내기가 힘들다.

본디 코가 하는 일은 무척 중요하다. 인간은 공기를 마셔야 숨을 쉬는데 그때 가장 먼저 사용하는 것이 코다. 코는 더러운 공기를 걸러내 깨끗하게 하고 삼투압에 의해 공기가 잘 녹을 수 있도록 해서 폐로 보내준다. 그런데 피가 돌지 않으면 콧속이 잘 붓고 그에 따라 압력이 높아지면서 주위의 구조가 변해버린다. 결국 차갑거나 건조하거나 탁한 공기에 대한 면역력이 떨어져 비강 내에 염증을 일으키게 된다.

염증을 아무리 치료해봤자 원인을 바로잡지 않으면 소용이 없다.

코에 피가 잘 가도록 경추 교정을 해주면 저절로 해결될 문제다.

코로 숨 쉬어야 전신이 편안하다

코가 너무 막혀 5년간 입으로 숨을 쉬며 살았던 환자가 있다. 늘 입을 벌려서 호흡하는 만큼 숨을 쉬는 소리가 다른 사람에게도 들릴 만큼 크게 났다. 목은 자주 건조해졌고, 찬바람이 부는 계절에는 시도 때도 없이 부어올랐다. 평소에는 틈틈이 물을 마셨지만 잠을 자는 동안에는 그렇게 할 수가 없었다. 아침이면 목구멍이 바싹 말라 침을 삼킬 때마다 아프다고 했다.

"잠을 깊이 자지 못하고 설칠 때가 많아서 몸이 늘 무거워요."

늘 코맹맹이 소리를 냈던 그 환자의 척추는 좌우앞뒤로 전부 뒤틀려 있었다. 특히 직업병으로 인해 거북목 현상이 심했는데, 오른쪽 콧구멍 안이 틀어져 항상 꽉 막혀 있는 상태였다. 그러니 아무리 약을 먹어도 나아지지 않았던 것이다.

그분은 비염이 심할 뿐만 아니라 척추가 많이 틀어진 상태여서 골반부터 시작해 전신 교정이 필요했다. 골타치료를 10회 정도 실시하자 비염은 거의 나았다. "잠을 자는데 저도 모르게 코로 숨을 들이마시다가 깜짝 놀라 깼어요."라고 할 정도였다.

교정의 효과는 거기에서 그치지 않았다. 골반 교정으로 출산 후부터 시달리던 좌골 통증에서 벗어났던 것이다. 한 달에 며칠씩 먹었던 진통제도 끊었다고 했다.

난치성 질환은 환자에게도 고통이지만 그 환자를 지켜보는 가족들에게도 스트레스가 된다. 그런 만큼 환자의 상태가 좋아지면 집안 분위기까지 달라진다. 나는 골타치료의 효과가 널리 알려져 많은 환자와 가족들에게 희소식이 되기를 바라고 있다. 비염은 '난치'일 뿐 '불치'는 아니다.

비만,
체질이 아니라 뼈가 문제다

다이어트를 위해 한의원을 찾는 사람이 늘고 있다.

"원장님, 저는 물만 마셔도 살이 쪄요!"

어떤 사람은 이렇게 말하며 자신의 체질을 탓한다. 온갖 다이어트를 해봐도 다른 사람에 비해 살이 잘 빠지지 않는다는 것이다.

그런가 하면 반대로 살이 안 찐다고 고민하는 사람도 있다. 살을 찌우기 위해 보양식을 먹고, 심지어 밤마다 라면을 끓여 먹어도 별 소용이 없단다. 이런 경우도 대개는 자신의 체질에 화살을 돌린다. 아무리 먹어도 살이 붙지 않는다는 것이 그들의 하소연이다.

결론부터 말하면 비만과 체중감소 모두 척추와 연관이 있다. 음식을 섭취해도 살이 찌지 않는 사람은 위장과 관련된 척추 뼈를 살펴봐야 한다. 성장기에 운동과 영양공급이 부족했다거나 갑작스런 성장으로 인해 약한 근육이 척추를 받쳐주지 못하고 틀어진 경우다. 진단을 해보면 문제가 없다고 나오지만 실제로는 신경 압박으로 인해 신진대사가 원활하지 못하니 먹어도 살로 가지 않는다.

쉽게 살이 찌는 사람은 대부분 흉추 3, 4, 5번이 틀어져 있다. 심장과 관련된 뼈다. 이 뼈들이 틀어지면 혈류를 방해한다. 전신을 도는 혈액의 흐름이 원활하지 않으면 인체는 몸 구석구석을 파악하기가 어려워진다. 배부름을 인지하는 능력도 떨어져 정량을 먹어도 포만감을 느끼지 못한다. 그러니 지속적으로 음식 섭취량이 늘게 된다.

순환장애가 생기면 노폐물의 배설도 제대로 이루어지지 않는다. 제때 빠져나가야 할 노폐물이 체내에 쌓이니 살이 찔 수밖에 없다. 식습관과 운동, 다이어트 한약이나 보양식도 좋지만, 몸의 구조부터 바꾸어야 한다. 그렇지 않으면 남과 똑같이 노력해도 남보다 더 못한 결과가 나올 수 있다. 신경과 혈관이 어떤 방해도 받지 않고 제 역할만 잘하면 살을 빼거나 찌우는 일도 한결 수월해진다.

척추를 교정하면 얼굴이 작아지고 피부가 좋아진다

정상 체중에 훨씬 못 미치는 마른 몸매의 연예인들이 인기를 얻으면서 젊은 세대, 심지어 어린 학생들까지 살을 빼기 위해 애쓴다. 끼니를 건너뛰거나 걸그룹 멤버들의 식단을 따라 하는 등 극심한 다이어트를 하기도 한다. 하지만 성장기에 영양 섭취가 너무 부족하거나 지나치게 운동을 하면 뼈가 약해지면서 구조의 변형으로 수많은 문제가 생길 수 있다. 당장은 체중이 줄어들지 몰라도 오히려 살이 잘 빠지지 않는 몸으로 변하기도 한다.

건강한 몸이야말로 멋진 외모의 필수조건이다. 비뚤어진 몸은 군살을 만들어내고, 몸속에 노폐물이 많으면 맑은 피부를 가질 수 없다. 꼬리뼈가 뒤틀리면 얼굴이 커진다. 뇌척수액이 잘 흐르지 못해 얼굴이 잘 붓고 푸석푸석해져서 커 보이는 것이다.

골타요법으로 틀어진 척추 뼈를 바로잡으면 비만과 체중감소의 근본적인 원인도 바로잡을 수 있다. 뼈가 제자리를 찾아야 신경과 혈관을 압박하지 않으며, 이로 인해 신진대사가 원활해진다. 어혈을 비롯해 각종 노폐물이 쌓이지 않고 그때그때 배출이 되면서 군살 없는 몸매는 물론 깨끗한 피부도 덤으로 얻을 수 있다. 그래서 척추 교정을 받고 나면 경락마사지나 피부 관리를 받은 것처럼 얼굴에서 부기가 빠지고 피부색도 환해진다. 직접 효과를 경험한 강남의 한 스튜디오 직원이 웨딩촬영을 앞둔 신부에게 골타요법을 권해 치료를 해준 적도 있다.

음식을 한쪽으로만 씹지 말아야 하는 중대한 이유

체질은 타고나는 것이 아니라 만들어지는 것이다. 자신은 의식하지 못하는 사소한 습관이 굳어져 체질이 되기도 한다. 예를 들어 음식을 계속해서 한쪽으로만 씹는 사람은 안면 비대칭으로 시작해 온몸의 균형이 망가질 수 있다.

실제로 한쪽 턱만 사용해 척추가 틀어지고 결과적으로 심한 부기와 요통을 호소했던 학생이 있다. 처음에는 그저 몸이 잘 붓는 체질이 겠거니 생각했으나 알고보니 생활습관으로 인한 척추 변형이 원인이었다.

그러니 체질을 탓하지 말자. 원인 없는 결과는 없다. 어떤 증상이든 정확한 원인을 안다면 그것을 극복하는 방법 또한 찾을 수 있을 것이다. 이것이 건강은 물론, 자신이 목표로 하는 외모에 한 발짝 다가가는 길이기도 하다.

우울과 불면, 마음이 문제?

비만이나 저체중 환자들이 체질 탓을 한다면 우울증이나 공황장애를 앓는 환자들은 자신의 정신력을 탓한다. 정신질환은 마음의 병이라고 불리지만, 사실 마음에서 비롯되는 것은 아니다. 오히려 뇌와 신경의 문제일 가능성이 크다. 정신이 병들기 전 몸에 병이 있었던 셈이다. 따라서 약을 먹으면 그 증상이 완화되기도 한다. 그럼에도 불구하고 여전히 많은 사람들이 정신질환을 앓는 사람에 대해 소심하거나 나약하다는 편견을 갖고 있다.

임상 경험으로는 공황장애 환자들 대다수가 흉추 3, 4, 5번에 문제가 있었다. 이 부분이 뒤로 밀려 나오면 등이 앞쪽으로 굽으면서 심장의 활동을 방해하게 된다. 이에 따라 몸 전체에 혈액 공급 장애가 생기면서 전신에 불안감이 조성된다. 이런 증상이 발작적으로 나타나면 공황장애인 것이다.

한의학서인《정해침구학》에 따르면 심장과 관련된 척추 부근에 신주혈이 있다. 신주혈은 말 그대로 몸의 기둥이라는 뜻의 혈자리인데 정신불안과 같은 증상이 있어 마음을 다스릴 때 주로 이곳을 자극한다. 골타요법도 이와 유사한 원리라고 할 수 있다. 공황장애를 정신의 문제가 아닌 혈류장애가 만들어낸 불안증으로 보고 치료하는 것이다.

마음의 병은 몸에서 온다

한동안 많은 유명인들이 공황장애를 앓고 있음을 고백했다. 극심한 불안과 공포가 밀려오면서 가슴이 뛰고 숨이 턱 막히다가 심하면 발작을 일으키는 등 공황장애를 앓으면 일상생활을 해나가기 힘들다. 자연히 우울증이 찾아오고 발작증세가 언제 일어날지 신경을 쓰다보니 강박증까지 생긴다.

건강보험심사평가원 통계에 따르면 공황장애 환자 수는 해마다 무려 18퍼센트가량 늘고 있다. 하지만 정신질환의 일종이다보니 상황이 아주 심각하지 않으면 치료를 받지 않으며, 치료 중에도 주위 사람들에게는 그 사실을 숨기는 경우가 많다.

정신질환은 누구에게나 찾아올 수 있으며, 치료도 가능하다. 따라서 항상 자신의 건강 상태를 잘 살피고 우울이나 불안, 공황장애 증상이 보인다면 적극적으로 대처해야 한다. 증상이 악화된 후에는 치료가 한층 어려울뿐더러 치료 기간도 길어진다.

특히 불면증이 있는 사람은 그 정도가 심해질수록 불안이나 우울 증세가 나타나기 쉽다. 어쩌다가 한 번 잠이 안 오는 정도는 괜찮지만 그 횟수가 빈번하다면 수면장애를 의심해보는 게 좋다.

불면증이 보내는 신호

불면증은 상당히 흔한 질환이다. 뜬눈으로 밤을 새고, 잠을 자더라도 그 시간이 너무 짧거나 숙면을 취하지 못하는 등 여러 증상이 있다. 잠을 자고 싶어도 잘 수 없으니 불면증 환자의 스트레스는 이만저만이 아니다. 신경이 날카로워지는 것은 물론 대부분 우울증에 시달리게 된다.

몸의 질환과 마찬가지로 정신질환도 우리의 몸이 스스로를 살리려고 애쓰는 과정에서 생긴다. 불면증 또한 인체의 보호 기능 때문에 나타나는 일종의 부작용이다. 나는 자고 싶은데 나의 몸은 자면 위험하다고 인식해서 잠들지 않으려고 하는 것이다. 대체 왜 그럴까?

수면 중에는 심장의 기능이 안정되면서 뇌로 가는 혈류가 줄어들 수 있다. 몸의 입장에서는 뇌에 혈액을 공급하는 것이 무엇보다도 중요한 일이다. 따라서 심장을 힘차게 가동시키려고 자꾸만 의식을 깨운다. 다시 말해 뇌혈류가 원활하지 못한 이유를 찾아 제거하면 불면증도 사라진다는 뜻이다.

임상에서 살펴본 바에 의하면 불면의 원인은 뇌혈류를 공급하는 추골동맥의 문제다. 추골동맥은 경추 안에 숨겨져 보호를 받는다. 경추가 변형되어 추골동맥이 눌리면 뇌혈류 저하가 온다. 낮에는 심장

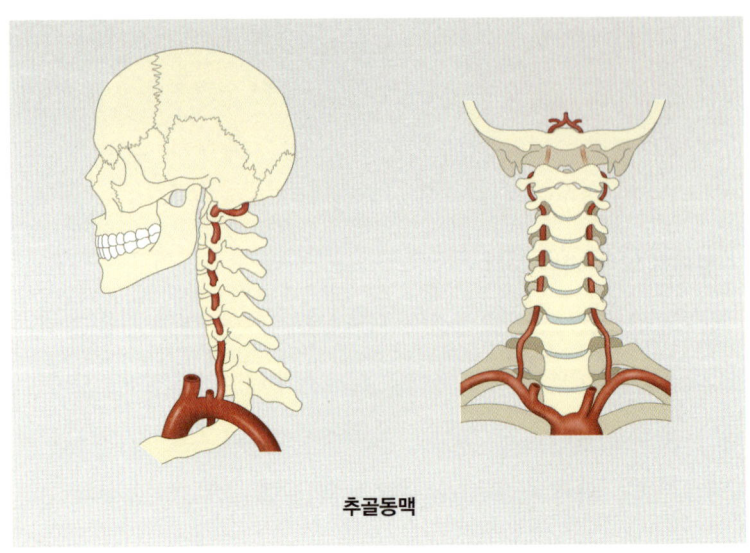

추골동맥

활동이 왕성하니 큰 문제가 없을 수도 있지만 잠자는 동안에는 심장의 활동이 안정되면서 뇌혈류를 비롯해 몸 전체의 혈류 공급이 저하된다. 인체는 충분한 뇌혈류 공급을 위해 스스로를 자꾸 깨운다.

그렇다면 치료는 간단하다. 추골동맥을 누르고 있는 경추를 제 위치로 보내면 되는 것이다. 경추를 바르게 하면 언제 그랬냐는 듯 잠이 오게 된다.

평소 잠이 잘 오지 않는다면 목침을 수건으로 말아 감싼 다음 목 밑에 대보자. 처음에는 어색할 수 있어도 차차 뼈가 자극을 받고 눌려 있던 혈관이 풀어지면서 수면에 한결 도움이 된다. 선조들이 요즘처럼 푹신한 베개가 아닌 단단한 목침을 사용한 것은 경험에 따른 삶의 지혜라고 할 수 있다.

원인 모를 증상, 척추를 의심하자

    한 환자가 어린 시절 다친 꼬리뼈를 무려 27년간 방치하다가 우리 한의원을 방문했다. 그분은 꼬리뼈 통증으로 인해 양반 자세를 할 수 없어 좌식 생활에 불편을 느꼈다. 그 외에도 다양한 증상을 호소했는데, 목과 어깨가 결리고 몸이 계속 굽는가 하면 시력도 뚝뚝 떨어졌다. 본인은 원인을 모르겠다고 했지만 모두 미추 변형으로 인한 결과였다. 자그마치 5개월간 꼬리뼈를 중점적으로 교정했다.

    'ㄴ'자로 휘어 있던 꼬리뼈가 'ㅣ'자로 펴지고 위쪽에 서 있던 척추 뼈들도 제자리를 찾자 심하게 뻗어 있던 거북목과 굽은 몸도 점점 제 위치로 돌아갔다. 178~179센티미터였던 키가 180~181센티미터로 커졌다. 목과 어깨, 꼬리뼈 통증도 사라졌고, 무엇보다 자꾸 떨어지던 시력이 더 이상 약화되지 않았다. 그분은 무언가 막혀 있었다가 갑자기 풀린 듯한 느낌을 받았다고 한다.

악관절과 무릎에 통증을 느끼고 비염과 중이염까지 있어 힘들어한 환자도 있었다. 그 환자 또한 자신의 몸이 왜 그토록 여기저기 아픈지 모르겠다고 말했다. 물론 문제는 뼈에 있었다. 고관절과 골반의 균형이 무너져 무릎이 아프고 경추 변형으로 인해 악관절 통증이 왔다. 비염과 중이염도 심하게 틀어진 경추 때문이었다. 위에서부터 아래까지 척추가 전반적으로 뒤틀린 상태였다.

그 환자에게는 골타요법과 한약 처방을 병행했다. 그분은 목욕 중에 귓속에서 시커먼 덩어리가 나와 면봉으로 계속 닦아냈다며 신기해했다. 치료가 진행되자 귀와 코 안쪽에 응어리져 있던 혈액이 서서히 빠져나온 것이다. 관절의 통증도 크게 호전되었다.

역류성 식도염의 새로운 치료법

구조를 바꾸면 낫지 않을 것만 같던 병도 낫는다. 나는 골타요법으로 역류성 식도염 환자를 여럿 치료했다. 신물이 올라오고 목구멍 아래가 쓰리다고 해서 역류성 식도염은 아니다. 그 정도는 소화불량이라고 보면 된다. 역류성 식도염에 걸리면 자극적이거나 몸에 맞지 않는 음식을 먹을 때마다 엄청난 고통을 느낀다.

가까운 고등학교 선배의 딸이 역류성 식도염을 앓았는데 고춧가루가 들어간 음식을 먹고 나면 한동안 정신을 차리지 못할 정도로 아파했다. 그 집은 매년 김장을 할 때마다 김치를 2가지씩 담갔다. 딸이 먹을 백김치가 있어야 했기 때문이다.

　지인인 대학교수 한 분은 유제품을 먹을 때마다 가슴 통증을 느꼈다. 명치 아래가 심하게 답답하고 헛구역질이 나온다고 했다. 병원에서는 위산 분비 억제제만 처방해줄 뿐이었다. 약을 먹으면 그 순간은 나아졌지만 실수로라도 유제품이 들어 있는 음식을 먹으면 곧바로 탈이 났다. 역류성 식도염이 만성질환으로 발전한 것이다.

　나는 두 환자를 치료하면서 약을 하나도 쓰지 않았다. 역류성 식도염은 위나 식도 자체의 문제가 아니다. 위와 식도의 경계 부분은 잘록하게 들어가 있으며 그 부분을 댐처럼 막았다 열었다 할 수 있는 근육이 있다. 위에서 음식물을 소화시키는 동안 발생하는 소화효소와 가스가 식도로 올라가지 않도록 막기 위함이다. 그런데 이 근육에 힘이 없으면 기능 조절도 어렵다. 위에서 생긴 가스가 자꾸 위쪽으로 올라가고 위와 식도 사이의 잘록한 부분도 밀려올라가게 된다. 시간이 지날수록 역류 현상은 심해진다.

　이런 경우 우선 골타요법으로 위와 식도 사이의 근육에 피를 보낸다. 만일 증상이 수년 동안 지속돼 위장의 위치가 위쪽으로 이동해버렸다면 물리적인 힘을 가해서 위장을 아래쪽으로 내려줘야 한다.

여러 가지 병이 치유되는 단순한 원리

　골타요법으로 치료할 수 있는 질환은 지금까지 설명한 것 외에도 무수히 많다. 위장질환을 비롯해 협심증, 부정맥, 심근경색, 고지혈증, 신장질환, 방광질환, 요도염, 구내염, 어지럼증, 중풍, 성장장애, 이명,

난청, 갱년기 장애, 두드러기, 갑상선 기능 항진증이나 저하증, 변비와 설사 등등 일일이 나열하기도 어려울 정도다.

원인 모를 증상에 시달리고 있다면 나는 무조건 척추를 의심하라고 말한다. 척추의 변형은 온몸 구석구석에 이상을 가져오기 때문이다. 어느 뼈가 뒤틀렸느냐에 따라 나타나는 증상과 병의 이름은 달라진다. 하지만 치료 원리는 다 같다. 뼈를 제자리로 보내주면 몸은 신기하리만치 달라진다.

"골타요법을 받은 뒤 어린아이의 몸으로 다시 태어난 것 같다"고 한 어느 환자의 말처럼 척추가 바른 위치로 돌아가면 몸이 말할 수 없을 만큼 가벼워진다. 겪어본 사람만이 느낄 수 있는 효과다.

이 획기적인 치료법은 갖가지 질환으로 고통받고 있는 환자와 그 가족에게 희망이 될 것이다. 골타요법이야말로 건강한 삶을 위한 가장 빠르고 정확한 길이다.

CHAPTER 6

척추 건강 지키는 9가지 생활습관

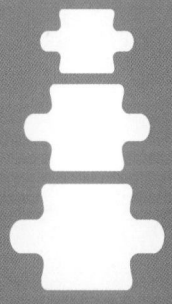

평소 걸음걸이보다 보폭을 크게 하면 잘 사용하지 않던 골반 주위의 근육들이 움직임을 반복하면서 자연스레 강화된다. 걷기 운동이 좋은 또 하나의 이유는 발이나 다리에 특별한 질환이 없는 한 누구나 할 수 있다는 점이다. 특별한 장비나 기구가 필요하지도 않다. 마음만 먹으면 언제 어디서나 걸을 수 있다. 점심 식사 후 스마트폰을 잠시 내려놓고 밖으로 나가자. 어깨를 쫙 펴고 큰 보폭으로 걸어보자. 퇴근길에도 한 정거장 먼저 내려 집까지 걸어가자. 당신의 척추가 나날이 튼튼해질 것이다.

한 가지 자세로 오래 있지 않는다

남녀노소 할 것 없이 대다수의 국민이 스마트폰을 사용하는 시대가 왔다. 버스나 지하철을 타도, 길을 걸어도 사람들의 시선은 스마트폰에 가 있을 때가 많다. 다들 고개를 푹 숙인 채 무언가를 보느라 정신이 없다. 목을 수그리게 되고 어깨도 앞쪽으로 굽는다. 쉽게 말해 '거북목' 자세가 되는 것이다.

거북목과 같은 경추 변형은 이미 등뼈인 흉추의 변형까지 유발된 상태라고 보면 된다. 결국 거북목 치료를 위해서는 목뿐이 아니라 상체의 절반이 제 위치로 돌아와야 한다. 그만큼 변형이 심각한 상태이니 인체의 기능도 많이 떨어진다. 목과 어깨의 통증은 기본이다. 두통과 편두통, 불면, 편도선과 갑상선 질환, 비염과 축농증, 난청, 턱관절

장애, 치아 질환, 아토피 피부염에서 뇌졸중에 이르기까지 거북목으로 인해 유발되는 질환은 무수히 많다.

스마트폰만 거북목의 원인이 되는 것은 아니다. 컴퓨터나 노트북을 장시간 이용하면 목을 쭉 내밀게 된다. 특히 노트북은 데스크톱과 달리 모니터를 보기 위해 고개를 숙일 수밖에 없다. 업무나 과제는 물론 게임과 웹서핑 등 휴식을 위해서도 컴퓨터와 노트북을 이용하는 현대인들에게 거북목증후군이 흔한 이유다.

이 때문에 의료 종사자들은 모니터를 눈높이에 두고 볼 것을 권한다. 스마트폰도 눈과 비슷한 높이로 들어서 보라고 이야기하는데, 실천하기가 쉽지 않다. 무엇보다 중요한 사실은 그 자세 또한 계속 유지할 경우 몸에 좋지 않은 영향을 미친다는 점이다.

아무리 바른 자세여도 오랫동안 바꾸지 않으면 우리 몸은 피로감을 느낀다. 근육이 쉽게 피로해져 척추 변형을 유발할 수도 있다. 구립상골(久立傷骨)이니 구좌상골(久座傷骨)이니 하는 말이 있는 것도 이런 까닭이다. 오래 서 있거나 앉아 있으면 뼈가 상한다는 의미다.

따라서 어떠한 상황이든 한 자세를 오래 취하지 않도록 신경 써야 한다. 스마트폰 사용 시에는 계속 고개를 숙이지 말고 시선의 각도를 달리하거나 목을 돌려주는 것이 좋다. 직장에서 업무를 볼 때도 때때로 자세 변화가 필요하다.

최근에는 책상 높이를 조절해가며 앉거나 서서 업무를 볼 수 있는 책상도 등장했다. 오래 앉아 있어야 하는 사람은 이런 책상을 사용할 것을 권한다. 아무래도 책상 앞에 앉아만 있을 때보다는 틈틈이 자세를 바꾸기가 수월할 것이다.

  몸을 심하게 움직이는 활동은 힘이 들어도 유희가 되지만 계속해서 같은 자세로 있어야 한다면 그것은 벌을 받는 것이나 다름없다. 한 가지 자세를 계속 취하는 것은 척추 건강을 해치는 길임을 기억하자.

걷는 데도 방법이 있다

바르고 튼튼한 뼈를 위해서는 많이 걸어야 한다. 걷기는 사람이 걸음마를 시작하면서부터 죽기 전까지 할 수 있는 가장 기본적인 운동이자 가장 효율적인 운동이기도 하다.

보통은 걷는 것을 좋은 유산소운동이라고만 생각하지만 나는 관점이 조금 다르다. 골반을 잡아주는 근육을 강화하기 위한 운동이라고 보는 것이다.

고관절과 골반의 가장 이상적인 각도는 130도다. 이 각도를 유지하려면 고관절 주위의 근육을 강화해야 하는데, 걷기 운동이 가장 좋은 방법이다. 척추는 골반을 토대로 서 있다. 골반의 균형이 무너지면 척추도 중심을 잃는다. 따라서 골반을 아래에서 받쳐주는 두 다리의

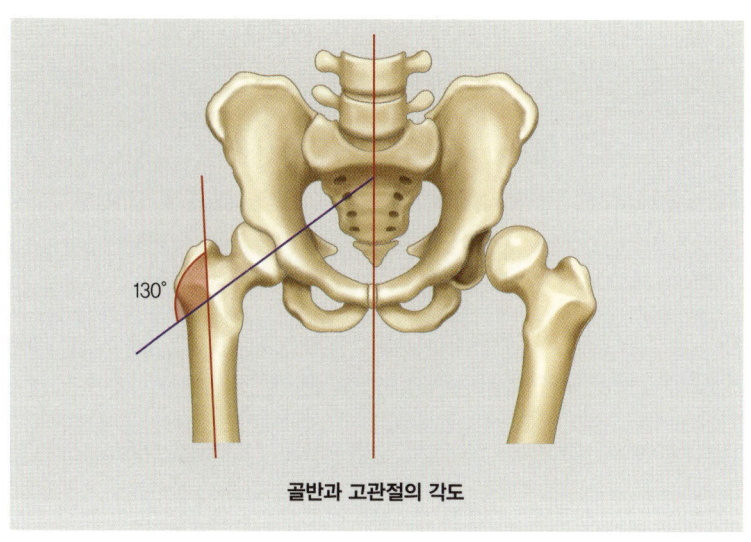

골반과 고관절의 각도

균형이야말로 척추 건강에 중요하다. 고관절의 변형과 각도 이탈에서 척추 변형이 시작된다고 해도 과언이 아니다.

물론 아무렇게나 걷는다고 해서 뼈에 도움이 되는 것은 아니다. 주의해야 할 점은 걷는 자세와 동작이다. 걸을 때는 두 발만 움직여서는 안 된다. 양팔과 양다리를 서로 교차시켜 움직이면서 지속적으로 몸의 균형을 점검하고 바로잡아야 한다. 몸이 앞이나 뒤로 쏠리지는 않는지 살피는 것도 중요하다. 걷는 동안 앞뒤좌우 어느 한쪽으로 체중이 쏠리지 않도록 끊임없이 자신의 몸을 관찰해보자. 바른 자세를 유지하며 걸어야 척추 건강을 위한 운동이 된다.

하지만 바른 자세를 유지하며 걷는 일은 생각만큼 쉽지 않다. 남들이 보기에는 비뚤어졌어도 자신은 똑바로 걷고 있다고 생각하기 마련이다. 그래서 내가 강조하는 팁이 따로 있으니 바로 '보폭을 넓히라'는 것이다.

평소 걸음걸이보다 보폭을 크게 하면 잘 사용하지 않던 골반 주위의 근육들이 움직임을 반복하면서 자연스레 강화된다. 꼭 빠른 속도로 걸을 필요는 없다. 유산소운동이 아닌 뼈 운동을 위한 걷기라면 속도에 너무 신경 쓰지 말고 뼈의 가동범위를 넓히는 데 집중해보자. 그렇게 걷다보면 무릎이 시원해지는 느낌을 받는다.

걷기 운동이 좋은 또 하나의 이유는 발이나 다리에 특별한 질환이 없는 한 누구나 할 수 있다는 점이다. 특별한 장비나 기구가 필요하지도 않다. 마음만 먹으면 언제 어디서나 걸을 수 있다. 점심 식사 후 스마트폰을 잠시 내려놓고 밖으로 나가자. 어깨를 쫙 펴고 큰 보폭으로 걸어보자. 퇴근길에도 한 정거장 먼저 내려 집까지 걸어가자. 당신의 척추가 나날이 튼튼해질 것이다.

척추를 자주 자극한다

　척추 뼈에 자극을 주는 방법은 대표적으로 2가지가 있다. 하나는 단단한 물체를 이용해 뼈를 누르듯 가볍게 자극하는 것이다. 이때, 손이 아닌 자신의 체중을 이용해야 제대로 자극이 되고 수월하기도 하다. 약수터에 가보면 할머니, 할아버지들이 나무에 등을 부딪치는 모습을 볼 수 있는데, 이 또한 뼈를 자극하는 운동이라고 할 수 있다.
　집에서 뼈를 자극하는 간단한 방법은 맥주병이나 소주병을 수건으로 말아 척추 아래에 대고 누워 있는 것이다. 유리병 외에 나무방망이나 파이프 등 단단한 원기둥 모양의 물체라면 어느 것이나 괜찮다. 경추에 대고 있다가 흉추에 대고, 다시 요추에 대는 식으로 5분에 한 번씩 위치를 바꿔 척추를 고루 자극하면 된다.

구르기도 뼈를 자극하는 좋은 방법이다. 단숨에 구르지 말고 척추를 구성하는 뼈 하나하나가 자극받는 것을 느끼며 구르기 운동을 해야 한다. 또는 바닥에 누워 팔로 두 무릎을 가슴 앞에 감싸 안은 채 등을 둥글게 말고 왔다 갔다 해보자. 척추 뼈가 위에서 아래까지 차례로 바닥에 닿으면서 골고루 자극을 받게 된다.

뼈를 자극하는 두 번째 방법은 열을 가하는 것이다. 예로부터 우리나라의 난방방식은 온돌이었다. 뜨끈한 온돌바닥에 등을 대고 누우면 노곤해지면서 뭉친 뼈마디가 시원하게 풀어지는 느낌을 받는다. 뭉치고 비뚤어진 뼈의 결합을 풀고 건강한 척추를 회복하기 위해서는 이처럼 뼈 마디마디를 따뜻하게 해주는 것이 좋다. 그래야 뼈가 유연해지기 때문이다.

온돌식 바닥이 아니라면 뜨거운 수건이나 핫팩 등을 이용해 척추를 따뜻하게 해주면 된다. 최근 유행하는 스톤마사지도 추천하고 싶다. 스톤마사지는 뜨겁게 데운 돌로 몸을 문지르는 마사지법이다. 이와 같은 방식으로 척추를 문지르면 누르는 자극과 열을 가하는 자극을 한꺼번에 줄 수 있다.

아침마다 5분 동안 절을 한다

척추는 주변 근육에 힘이 없을 때 더 쉽게 틀어진다. 수면 중에는 근육이 풀리기 마련인데, 잠을 자고 일어나면 온몸이 뻐근한 이유가 이 때문이다. 그래서 사람이나 짐승이나 잠에서 깬 뒤에는 기지개를 켠다. 건강을 위해 본능적으로 뼈를 늘이는 셈이다.

몸을 길게 늘여 척추 사이사이의 공간을 확보하는 것은 뼈 건강에 무척 도움이 된다. 하지만 척추 변형이 심한 경우에는 기지개 정도가 아니라 더 적극적으로 척추를 늘이는 운동을 해야 한다.

무엇보다 좋은 운동은 '절하기'다. 아침에 일어나면 무릎을 꿇고 양 무릎을 붙인 채 엎드린다. 상체는 팔까지 위로 쭉 편 상태여야 한다. 이 자세를 3~5분간 유지하면 좋다. 엉덩이는 발바닥에서 너무 뜨지

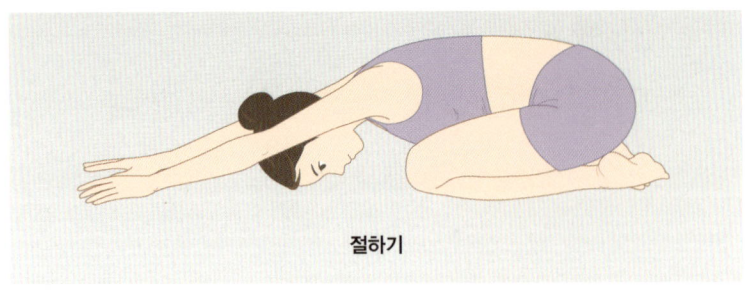

절하기

않도록 하고, 때때로 위아래로 움직이면서 고관절이 당기는 것을 느껴보자. 하루의 일과를 생각하며 마음을 가다듬으면 신체뿐 아니라 정신의 건강에도 도움이 된다.

집 근처 공원에 몸을 거꾸로 뒤집을 수 있는 운동기구나 철봉이 있다면 틈틈이 매달리는 것도 척추를 늘이는 데 도움이 된다. 다만 몸을 거꾸로 하는 동작은 처음 시도하면 심장에 무리가 갈 수 있다. 길게 매달려 있기보다는 5초 정도부터 시작해 익숙해질수록 점점 시간을 늘리는 것이 좋다.

사람마다 몸의 구조와 한계가 다르다. 자신의 몸 상태를 잘 모른 채 무리하게 다른 사람의 동작을 따라 하면 오히려 독이 된다. 모든 운동은 본인의 몸과 그날그날의 컨디션에 맞춰 해야 함을 명심하자.

의자에 앉을 때 올바른 자세

척추가 틀어지면 몸이 한쪽으로 기울어진다. 앉아 있을 때도 자세가 기우뚱하다. 어느 누구든 비뚤어진 척추를 가진 채 바른 자세를 유지하기는 어렵다. 바른 자세를 생활화하면 척추 건강에는 좋겠지만, 이미 척추가 틀어져 있는 사람이 많다는 것이 문제다. 이런 사람이 바른 자세로 있으려면 몸에 자꾸 힘이 들어간다. 척추가 건강한 사람보다 적어도 두세 배는 더 힘을 써야 한다. 이럴 때는 간단한 도구를 사용하는 편이 낫다. 억지로 힘을 쓰지 않아도 척추를 세우는 데 도움이 되기 때문이다.

여기서 소개하려는 도구는 '무릎띠'다. 무릎띠는 양 무릎 위쪽을 묶어 고정시키는 도구다. 양쪽 무릎을 하나로 모아주는 까닭은 고관절 때문이다. 척추 변형의 첫 단계는 골반이 틀어져 고관절이 제 위치에서 벗어나는 것이다. 골반과 고관절이 130도라는 이상적인 각도를 유지하려면 다리를 벌리거나 꼬고 앉아서는 안 된다. 하지만 양 무릎을 계속해서 붙이고 앉아 있기란 여간 곤혹스러운 일이 아니다.

이때 무릎띠로 양쪽 무릎을 묶어 고정시키면 일부러 힘을 주지 않아도 단박에 자세가 달라짐을 알 수 있다. 자꾸 앞쪽으로 굽던 상체가 곧게 펴지면서 몸이 편해지는 느낌이 들 것이다. 그래서 나는 바른 자세를 위해 공부나 업무 중에, 그 외에도 장시간 비행기를 타는 등 오래 앉아 있어야 할 때는 무조건 무릎띠를 착용하라고 권한다.

물론 반드시 무릎띠를 구비해야 하는 것은 아니다. 평소 사용하지 않는 넥타이나 스타킹 등 무릎 위에 묶었다가 풀 수 있는 것이면 무엇이든 괜찮다. 부피도 크지 않으므로 이런 물건을 항상 가지고 다니다가 필요할 때마다 사용하면 된다.

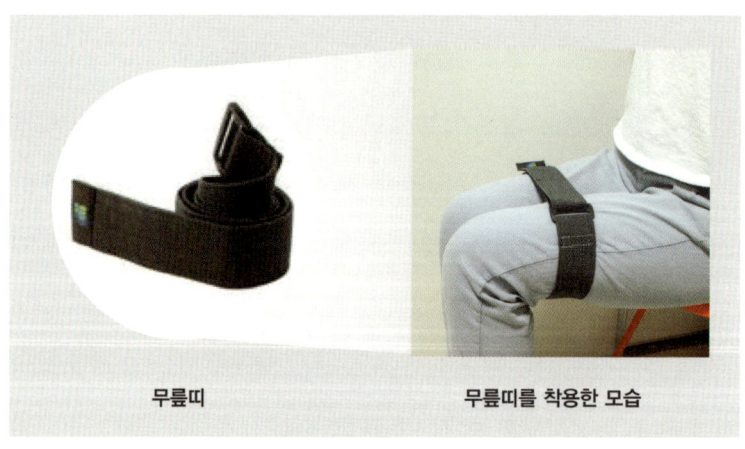

무릎띠   무릎띠를 착용한 모습

무릎띠에 조금 익숙해지면 수면 중에도 착용해보자. 잠들 때는 똑바로 누웠어도 잠을 자다보면 자신에게 편한 자세를 찾게 된다. 그 자세가 바르지 않을 경우에는 당연히 척추에 안 좋은 영향을 미친다. 무릎띠를 착용하면 무릎띠가 골반을 잡아주면서 양쪽의 수평이 맞게 되며, 골반이 바닥에서 뜨지 않는다. 따라서 똑바른 자세가 편안하게 느껴진다.

물론 많이 움직이면서 자는 사람에게는 무릎띠가 불편할 수 있다. 처음에는 무릎띠를 헐겁게 매는 것이 좋다. 많이 불편할 때는 자다가 빼도 좋다. 차츰차츰 적응하다보면 나중에는 무릎띠를 착용하고 자는 데 익숙해질 것이다.

뒷주머니에
종이 한 장도 넣지 않는다

　사소한 습관 하나도 척추가 틀어지는 원인이 된다. 남성의 경우 척추 건강을 해치는 가장 대표적인 습관이 뒷주머니에 지갑을 넣는 버릇이다. 지갑뿐 아니라 휴대폰, 담뱃갑 등을 바지 뒷주머니에 넣고 다니는 남성이 참 많다. 필요할 때마다 한 손만 사용해 물건을 바로 꺼낼 수 있으니 분명 편리하기는 할 것이다. 하지만 한쪽 엉덩이 뒷부분만 불룩하게 튀어나오면 여러 가지 문제가 생긴다.

　뒷주머니에 지갑을 넣은 상태로 의자에 앉는다고 생각해보자. 지갑이 있는 쪽 엉덩이는 다른 쪽 엉덩이보다 위로 올라가게 될 것이다. 걸을 때도 양쪽 걸음걸이가 달라진다. 이러한 상황이 매일 몇 시간씩 반복되면서 몸의 좌우 균형은 흐트러지고 당연히 골반과 척추도 비뚤어질 것이다.

그런데 나는 지갑이나 담뱃갑뿐 아니라 그 어떤 물건도 뒷주머니에 넣지 말기를 당부하고 싶다. 심지어 종이 한 장일지라도 말이다.

이런 이야기를 하면 많은 사람이 "에이……." 하며 웃는다. 종이 한 장의 부피와 무게가 얼마나 된다고 그러느냐는 것이다. 하지만 그렇게 우습게 생각할 일이 아니다.

우리의 몸은 실제로 일어나지 않은 일에도 반응한다. 쫓기는 꿈을 꾸면 그것이 현실이 아님에도 심장박동이 빨라지고 땀을 흘린다. 한쪽 주머니에 무언가를 넣어두었다는 생각만으로도 행동이 달라질 수 있다는 뜻이다.

한 손에만 짐을 들면 그쪽 어깨와 골반이 올라간다. 마찬가지로 종이 한 장일지라도 우리의 뇌가 그 사실을 인식하는 순간 몸에 미세한 변화가 생긴다. 이러한 작은 변화마저 오랜 시간 쌓이면 골반 변형에 영향을 미친다. 그러니 뒷주머니에는 아무것도 넣지 말자. 종이 한 장이 일으키는 나비효과를 무시해서는 안 된다.

여성들의 경우 항상 가방을 휴대하는데, 한쪽 어깨에만 가방을 메는 것도 좋지 않다. 오랫동안 가방을 메고 이동해야 할 때는 반드시 백팩을 이용하도록 하자.

침대와 베개 선택이 중요하다

푹신한 이불 위를 좋아하는 사람이 많다. 눕는 순간에는 포근함을 느낄 수 있을지는 모르나 척추 건강을 생각하면 무조건 피해야 할 물건이다.

낮에는 앉아 있거나 서 있는 시간이 많으므로 척추가 위아래에서 오는 압력에 눌린다. 그래도 깨어서 활동할 때는 척추 주변 근육에 힘이 들어가 있지만 자는 동안 근육의 힘이 빠지면 뼈가 쉽게 변형된다. 그러니 딱딱한 바닥에 똑바로 누워서 자도록 하자.

푹신한 베개도 사용하면 안 된다. 푹신한 베개를 베면 쿠션감이 좋은 쪽으로 경추가 돌아갈 수밖에 없어 수면 중에 자세가 틀어진다. 그렇게 되면 아침에 일어났을 때 목과 어깨 주위가 뻐근할 수밖에 없다.

심지어 경추가 좋지 않은 사람은 고개를 돌리기 어려운 날도 있다.

하지만 내가 이렇게 조언해도 많은 환자들이 불편하다는 이유로 단단한 베개를 사용하지 않는다.

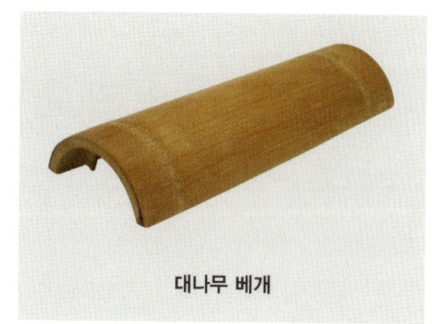
대나무 베개

아무리 뼈에 도움이 된다 한들 감촉이 좋지 않고 경우에 따라 아프기까지 하니 포기할 만도 하다.

가장 좋은 방법은 베개의 단단한 정도를 조절해 조금씩 익숙해지는 것이다. 나는 세로로 자른 반원 형태의 대나무를 베개로 사용한다. 환자들에게도 추천하고 있다. 이것이 지나치게 딱딱하게 느껴진다면 위에 접은 수건을 올린다. 여러 장의 수건을 올려도 좋으니 자신이 불편하지 않은 정도여야 한다. 그런 다음 뒤통수가 아닌 목 아래에 대고 잔다. 높이가 잘 맞지 않는다면 대나무 아래에 담요 등을 받쳐 조정하면 된다.

어떤 습관이든 무리할 필요는 없다. 자는 도중에 불편하면 평소 사용하던 베개로 바꿔서 베면 된다. 다만 단단한 베개를 사용하는 시간을 조금씩 늘려 2~3주만 유지해보자. 생각보다 금방 적응할 수 있을 것이다. 나중에는 푹신한 베개가 불편하게 느껴질 정도인데, 이는 경추가 좋아졌다는 뜻이기도 하다.

틈틈이 벽을 잡고 다리를 흔든다

2장에서 이야기했듯 척추 변형은 고관절의 아탈구로부터 시작된다. 따라서 고관절을 관리하는 것은 척추 건강을 유지하는 데 무척 중요하다.

고관절의 아탈구를 예방하려면 골반과 고관절 사이의 틀어진 각도를 정상으로 되돌려야 한다. 여기에 도움이 되는 간단한 동작이 있다. 두 손을 벽에 댄 채 서서 다리를 한쪽씩 들어 시계추처럼 흔들어주는 것이다. 다리를 살짝 끌어당겼다가 놓으면 원래의 위치로 돌아가려는 속성을 이용한 동작이다.

이러한 동작을 계속하게 되면 고관절의 아탈구를 방지하기 위해 강직된 고관절 주위의 근육이 이완된다. 그 결과 정상 위치로 돌아가려는 고관절이 근육의 방해를 받지 않게 된다.

　이 운동을 하기 위해 굳이 시간을 낼 필요는 없다. 텔레비전을 보다가, 또는 집 안에서 이동을 하는 중에 틈틈이 해도 좋다. 부엌에서 방으로 가다가 몇 번씩, 화장실에서 나와 벽을 붙잡고 몇 번씩, 이런 식으로 하면 된다. 따로 시간을 낼 필요 없이 일상생활 속에서 자연스럽게 하는 운동이야말로 가장 좋은 운동이다.

우리 아이 척추 건강 지키기

지금까지 척추 상태가 건강에 얼마나 중요한지 이야기했다. 아이를 건강하게 키우고 싶은 마음은 이 세상 모든 부모가 똑같이 갖고 있을 것이다. 우리는 이제껏 아이의 건강을 위해서 좋은 먹을거리와 깨끗한 환경을 챙기는 데만 신경을 썼다. 이제 뼈의 중요성을 알게 되었으니 아이를 키우는 방식도 조금 달라져야 한다.

아기가 기어 다니게 되면 보행기를 구입하는 부모들이 많다. 아기 혼자 기어 다니다가 벽에 부딪치거나 이런저런 물건에 걸려 넘어질까 걱정해 보행기에 태워두려는 목적이다.

한편에는 아기가 조금 더 빨리 성장했으면 하는 부모의 기대감도 있다. 보행기에 탄 아기는 다리를 움직여 이동하는데, 그러면서 걷는 연습이 된다고 생각하는 것이다. 하지만 보행기를 탄다고 해서 더 빨리 걷게 되는 것은 아니다.

아기들은 척추를 비롯한 뼈가 완전히 발달하지 않았다. 목도 가누지 못했던 갓난아기는 뼈와 근육이 조금씩 발달하면서 고개를 들고, 허리를 세우고, 기어 다니다가 두 발로 서게 된다. 이러한 과정을 앞당기려 하면 당연히 척추에 무리가 갈 수밖에 없다. 뼈와 근육이 충분히 자라지 않은 상태에서 앉은 자세로 오래 있게 되면 중력의 영향을 강하게 받기 때문이다.

몸 안의 신경 조직도 안 좋은 영향을 받는다. 단계를 뛰어넘어 미리 동작을 수행해버리면 신경계는 빨리 발달하기는커녕 필요한 발달 과정을 건너뛰게 된다. 팔과 다리의 움직임을 맞춰가야 하는 단계에서 갑자기 다리만 열심히 땅을 딛는다고 생각해보자. 신경계가 팔과 다리의 교차운동을 통해 자연스럽게 체득해야 할 것을 놓치는 셈이다. 기어야 하는 단계에서 보행기에 앉아 있느라 충분히 기지 못하면 뼈와 근육과 뇌의 발달에 지장이 생긴다.

유모차도 마찬가지다. 많은 부모들이 아이와 외출할 때마다 유모차를 챙긴다. 부모 입장에서는 아이를 유모차에 태우고 다니는 편이 한결 수월하겠지만, 아이는 걷고 뛰어야 할 때 가만히 앉아 있게 된다. 게다가 유모차를 타는 것이 습관이 되어버리면 조금만 힘들어도 걷지 않으려 한다.

가만히 있는 것에 익숙해지면 팔다리의 근육이 발달하지 않는다. 팔과 다리 근육에 힘이 없으면 척추는 척추대로 나이에 맞지 않는 하중을 받아 문제가 생긴다. 자라면서 척추가 변형될 확률이 높다. 아이를 진정으로 위한다면 보행기와 유모차는 최소한만 사용하기를 권하고 싶다.

이에 더해 아이의 척추 건강을 위해서 부모들에게 한 가지 추천하고 싶은 것이 있다. 아이의 머리 양쪽을 잡고 살짝 위로 들어 올리는 일명 '서울 구경' 자세다. 두개골이 크고 경추 주위 근육은 약한 성장기 아이들에게 이렇게 해주면 경추를 정렬시키는 효과가 있다. 횟수는 한 달에 두세 번이면 충분하다. 가끔씩 '도리도리'를 하게 해 아이의 목 근육을 풀어주는 것도 좋다.

CHAPTER 7

하루 30분 척추 건강 지키는 셀프운동법

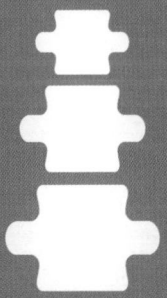

척추가 틀어지면 주변의 근육도 균형을 잃는다. 뼈가 더 이상 뒤틀리지 않도록 근육이 힘을 쓰기 때문이다. 따라서 어떤 근육은 지나치게 강직되고 반대로 어떤 근육은 약화된다. 이런 상태에서 운동을 하다보면 척추 좌우의 불균형이 더 심해질 수 있다. 흐트러진 균형을 맞추기 위해서는 우선 뼈를 바로 세워야 한다. 나는 항상 뼈 운동이 가장 중요하다고 강조한다. 평소 뼈 운동을 생활화해야 통증은 물론이고 전신의 건강을 유지할 수 있다.

운동을 할 때 염두에 두어야 할 점이 있다. 무엇보다 중요한 것은 뼈라는 사실이다. 척추가 틀어지면 주변의 근육도 균형을 잃는다. 뼈가 더 이상 뒤틀리지 않도록 근육이 힘을 쓰기 때문이다. 따라서 어떤 근육은 지나치게 강직되고 반대로 어떤 근육은 약화된다. 이런 상태에서 운동을 하다보면 척추 좌우의 불균형이 더 심해질 수 있다.

흐트러진 균형을 맞추기 위해서는 우선 뼈를 바로 세워야 한다. 그 다음에 강직된 근육은 풀어주고 약화된 근육은 강화시키는 것이 순서에 맞다. 그러려면 자신의 몸 구조, 특히 뼈가 어떤 모양인지를 파악하는 일이 첫 번째다.

나는 항상 뼈 운동이 가장 중요하다고 강조한다. 평소 뼈 운동을 생활화해야 통증은 물론이고 전신의 건강을 유지할 수 있다. 내가 이런 이야기를 하면 대체 뼈 운동은 어떻게 해야 하느냐고 반문한다. 그래서 '교정대'를 이용해 집에서 간단하게 할 수 있는 운동법을 소개하려 한다.

교정대는 통증 환자들의 자가 치료를 위해 개발한 운동기구다. 척추의 뼈와 근육을 모두 자극하는 효과가 있어 척추 변형으로 인한 통증과 질환을 치료하고 예방하는 데 효과적이다. (교정대가 반드시 필요한 것은 아니다. 맥주병이나 목침처럼 둥근 도구를 이용하면 된다. 처음 운동을 하는 사람은 자극이 심할 수 있으니 어느 정도 익숙해질 때까지 수건으로 감싸서 사용한다.)

교정대는 양 손잡이 안쪽 버팀대의 높이를 달리해서 교정 강도를 조정할 수 있다. 1단계는 70밀리미터, 2단계는 80밀리미터, 3단계는 90밀리미터 높이로 단계가 올라갈수록 자극이 강하게 온다. 처음 교정대를 사용할 때는 1단계부터 시작하고 익숙해지면 서서히 단계를

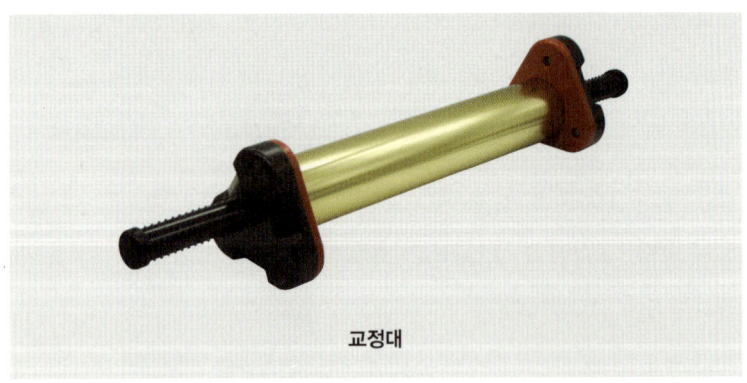

교정대

높여야 한다.

　척추가 많이 변형된 사람일수록 운동을 할 때 뼈와 근육에 통증을 느낀다. 하지만 아주 짧은 시간이라도 자극을 느껴야 한다. 척추가 제자리를 찾아가면서 통증은 점점 줄어들기 마련이다. 통증이 전보다 줄면 운동 시간도 조금씩 늘려보자.

　운동 중에 몸이 저리는 증상이 있다면 척추가 신경을 강하게 압박하고 있다는 뜻이다. 이럴 때는 우선 운동 시간을 줄였다가 통증의 강도가 줄어드는 것을 보며 서서히 시간을 늘려야 한다. 권장하는 운동 시간을 채울 수 없다고 해도 틈틈이 운동을 하면서 뼈에 자극을 주는 것이 무엇보다 중요하다. 만일 특정 부위에 극렬한 통증이 있으면 그곳과 관련된 장기의 질병을 의심할 수 있다. 이런 경우 교정대 사용을 중단하고 검진을 받아보아야 한다.

　교정대를 이용한 운동은 굴곡이 없고 딱딱한 바닥에서 해야 효과를 볼 수 있다. 교정대를 피부에 바로 댈 때 차갑다거나 통증이 심하다면 수건을 덮어 사용하자. 무릎띠를 함께 사용하는 운동의 경우 무릎띠가 없다면 넥타이나 스타킹, 수건 등으로 대체하면 된다. 또한 운동이 끝난 뒤에는 자리에 누워 5분 정도 안정을 취한 다음에 움직여야 한다.

1 | 척추와 골반 주위 근육을 강화하는 운동

일명 척추 붕어 운동이라고 한다. 골반 주위 근육을 이완시키고 척추 전체에 도움이 되는 운동이다.

① 무릎띠를 착용하고 골반 밑에 교정대를 댄 다음 바르게 눕는다.
② 교정대 손잡이를 잡고 무릎을 세운다.
③ 숨을 크게 내쉬면서 무릎이 한쪽 바닥에 닿을 때까지 천천히 누른 다음 3초간 정지한다.
④ 다시 무릎을 세워 반대쪽을 향해 ③번 과정을 반복한다.
⑤ 가능하다면 얼굴은 무릎과 반대 방향을 향하도록 한다.

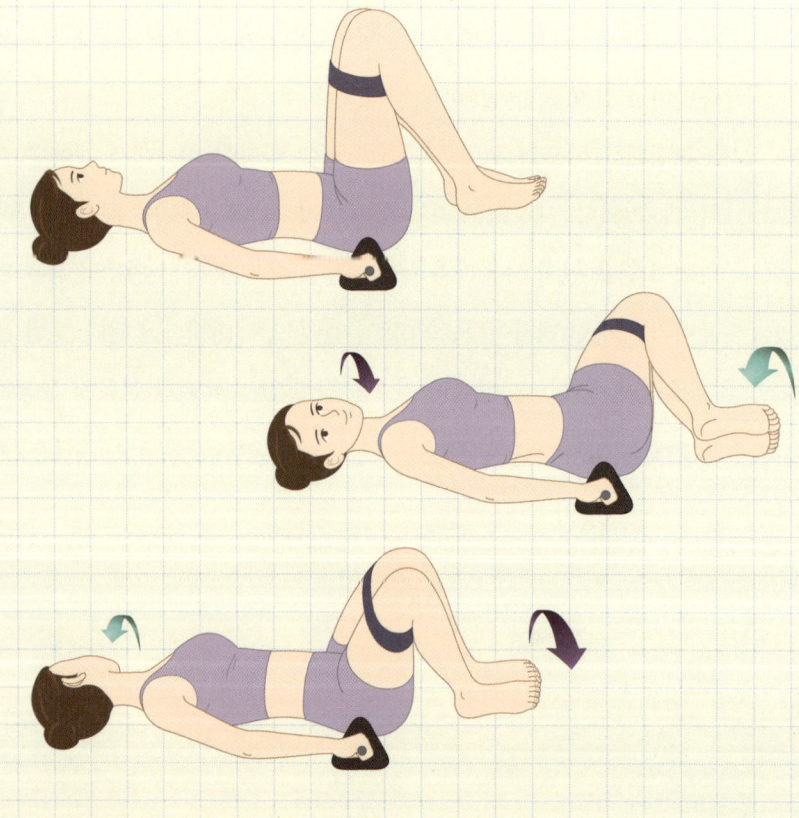

2 | 틀어진 척추를 바로잡아 요통을 치료하는 운동

골반 내리기 운동이라고도 한다. 눌리고 틀어진 척추를 바로잡는 데 좋다. 요통, 디스크, 무릎 통증, 다리 저림, 생리통, 요실금, 변비에 효과가 있고 정력 강화에도 도움이 된다.

① 무릎띠를 착용하고 교정대를 천추 상단과
   요추 5번 사이(허리띠가 지나는 자리)에 댄다.
② 바른 자세로 누운 채 5~10분간 같은 자세를 유지한다.

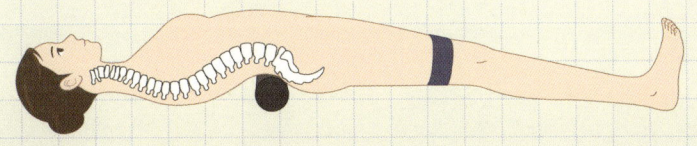

3 | 혈액순환, 당뇨, 고혈압을 개선하는 운동

흉추 펴기 운동이라고 부른다. 혈류를 원활하게 하는 운동으로 근육이 약할 때 하면 도움이 된다. 노화방지, 비만과 피부질환 개선은 물론 고혈압, 당뇨 등 내과 질환에도 좋다. 어느 때나 괜찮지만 아침에 일어나서 하면 효과가 더욱 좋다.

① 무릎띠를 착용하고 교정대를 어깨뼈 끝단이나
   흉추 7~8번(브래지어 끈이 지나는 자리)에 댄다.
② 바른 자세로 누운 채 5~10분간 같은 자세를 유지한다.

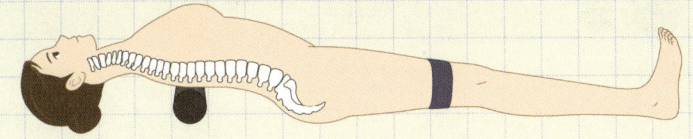

4 | 목 디스크, 어깨 통증, 불면증을 개선하는 운동

C-curve 경추 운동이라고 부른다. 불면증과 건망증, 거북목, 목디스크, 어깨 통증에 효과적이다. 비염과 피부질환, 두통에도 도움이 된다. 이 운동을 할 때 통증이 별로 없다면 교정대를 베개로 사용해도 괜찮다.

① 무릎띠를 착용하고 바르게 누운 뒤 목 뒤에 교정대를 댄다.
② 5~10분간 자세를 유지하다가 고개를 좌우로 천천히 돌린다.

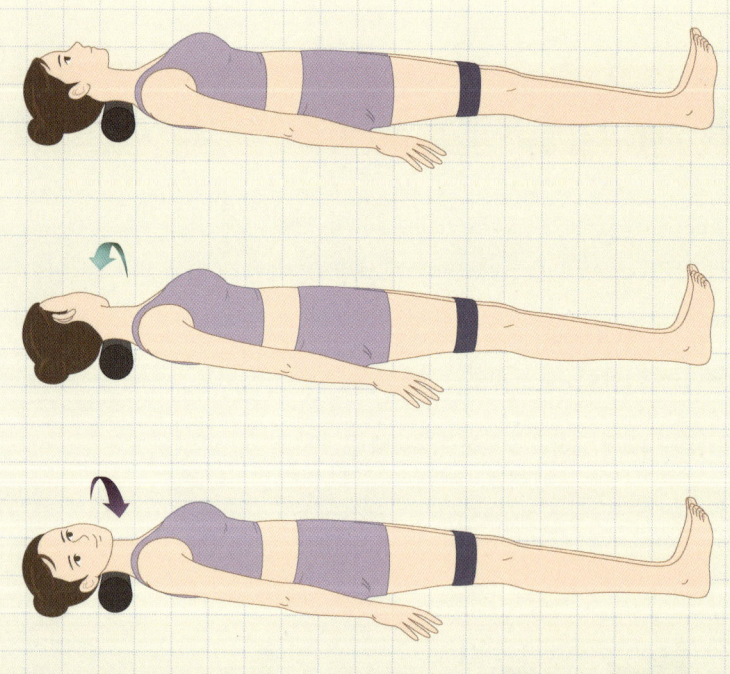

5 | 척추 전체 운동

척추 마디 운동이라고 부른다. 척추 마디마디를 한 군데씩 꼼꼼하게 자극하는 운동이다.

① 무릎띠를 착용한 다음 골반 바로 위쪽에 교정대를 대고 바르게 눕는다.
② 1분간 자세를 유지하다가 교정대를 바로 위의 척추 마디로 옮기고 다시 1분간 자세를 유지한다.
③ 경추까지 ②번 과정을 반복한다.
④ p.81을 참고하여 자신이 가진 질환과 연관된 부위 또는 돌출된 척추 마디에 교정대를 대고 5분간 누워 자세를 유지한다.

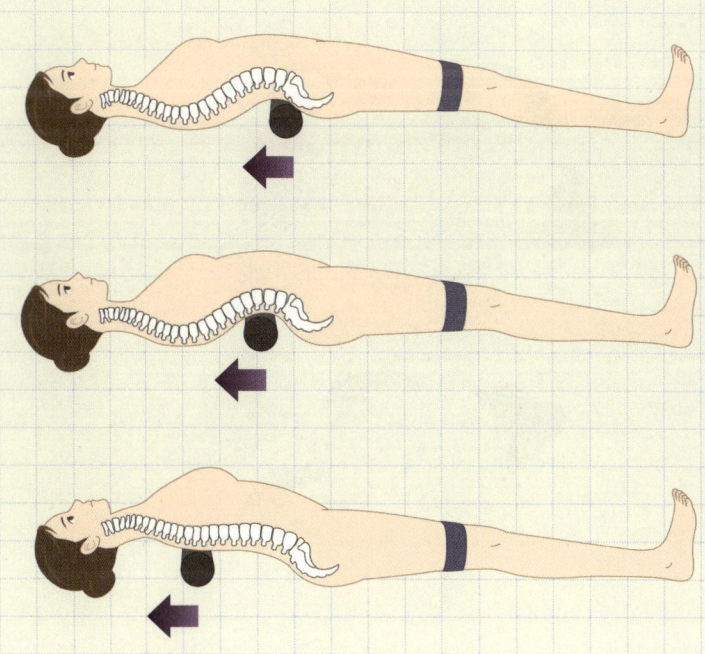

6 | 척추의 유연성을 위한 운동

새우등 운동이라고 불리며, 척추를 유연하게 해주는 운동이다. 체형을 개선하고 일자 흉추와 요추 전만, 우울증에 도움이 된다. 요추나 흉추가 일자이거나 앞으로 굽은 경우 이 운동을 자주 하면 좋다.

① 무릎띠를 착용하고 무릎 안쪽에 교정대를 댄 뒤 손잡이를 잡는다.
② 머리를 앞으로 수그린 채 교정대로 무릎을 당겼다 놓으면서 등을 바닥에 굴린다.
③ ②번 과정을 20회 반복한다.

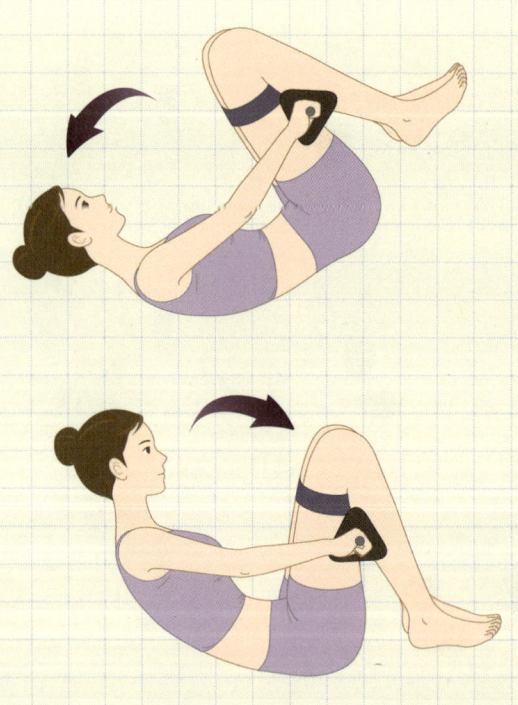

7 | 굽은 어깨를 펴는 운동

대흉근 운동이라고 한다. 굽은 어깨를 펴고 심계 기능을 강화하는 운동이다.

① 무릎띠를 착용하고 바르게 누운 뒤 교정대 손잡이를 잡은 채 팔을 가슴 앞으로 뻗는다.
② 숨을 크게 들이마시면서 팔을 굽히지 않은 채 머리 위로 최대한 젖힌다.
③ 등과 바닥 사이에 주먹 하나가 들어갈 만큼의 공간이 생기도록 가슴(흉추)을 위로 올린 상태에서 3초간 정지한다.
④ ①~③의 과정을 10회 정도 반복한다.

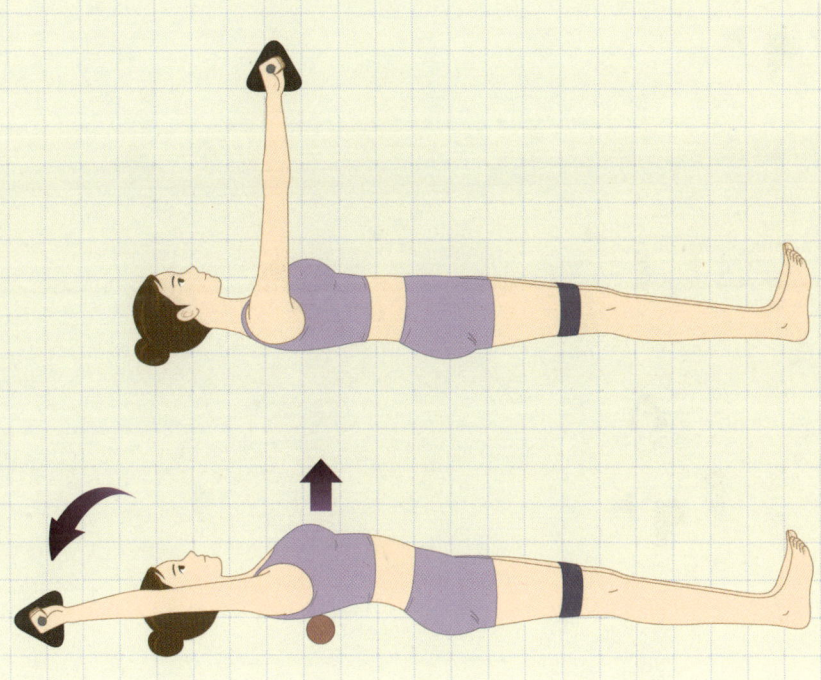

8 | 어깨 통증, 뒷목 당김, 손 저림을 개선하는 운동

중부 승모근 운동이라고 불리며, 어깨와 목의 근육을 강화한다. 어깨 통증, 뒷목이 당기는 증상, 손 저림에 도움이 되는 운동이다.

① 무릎띠를 착용하고 바르게 앉은 다음 교정대 손잡이를 잡은 채 팔을 머리 위로 올린다.
② 숨을 천천히 내쉬며 교정대를 귀 뒤로 끝까지 내린다.
③ 2~3초간 자세를 유지한 뒤 교정대를 다시 머리 위로 올린다.
④ ②~③의 과정을 10회 정도 반복한다.

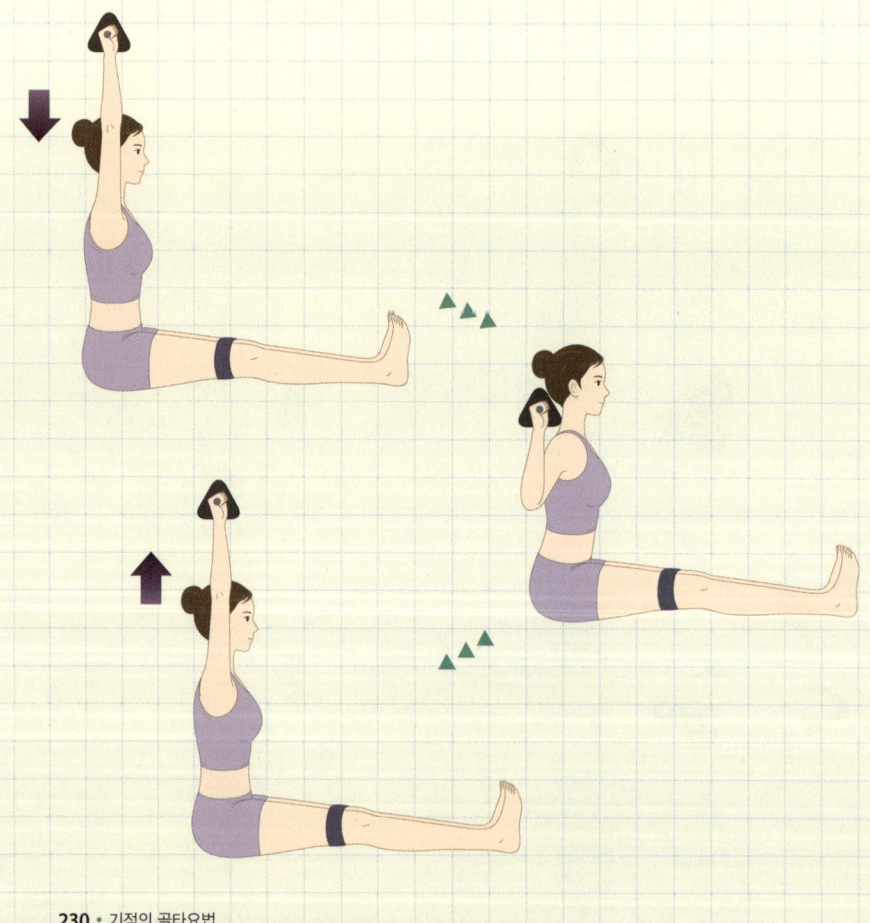

9 | 거북목 예방 운동

상부 승모근 운동이라고 불리며, 거북목을 예방하고 뒷목이 당기는 증상을 완화하는 운동이다.

① 무릎띠를 착용하고 선 다음 교정대 안쪽을 어깨 넓이 정도로 잡은 채 머리 위로 올린다.
② 숨을 천천히 내쉬며 교정대를 귀 뒤로 끝까지 내려 2~3초간 자세를 유지한다.
③ 목 뒷부분의 근육에 힘이 들어가는지 확인한 다음 교정대를 다시 천천히 머리 위로 올린다.
④ ②~③의 과정을 10회 정도 반복한다.

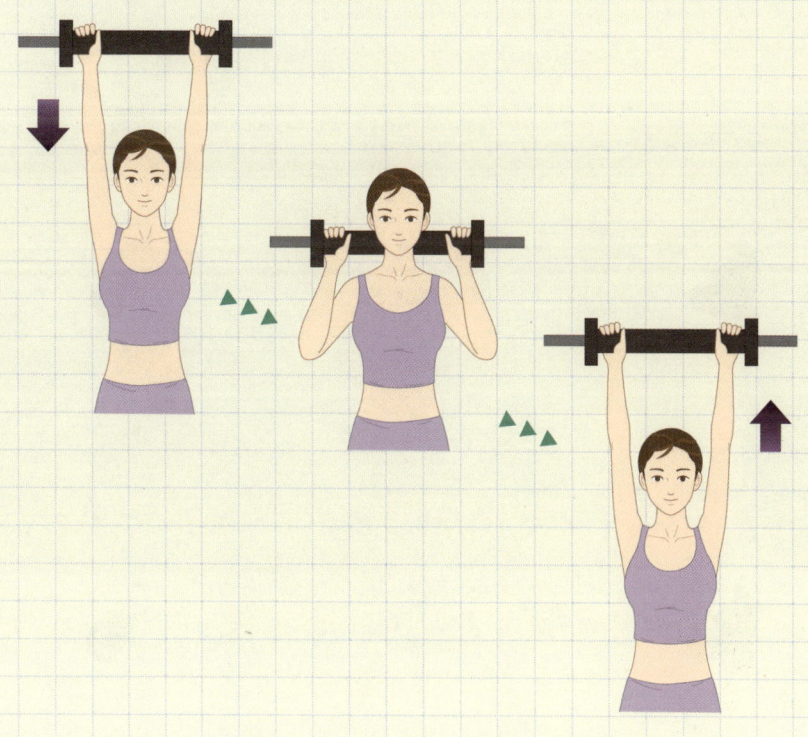

10 | 보행이 부족한 사람을 위한 혈액순환 개선 운동

발목 펌프 운동이라고 부른다. 잘 움직이지 않는 사람, 특히 보행이 부족한 사람에게 좋은 운동이다. 혈액순환이 원활해지고 심장 강화에 도움이 되며 뇌척수액의 흐름도 촉진한다. 요통 등 통증을 완화하는 운동이기도 하다.

① 무릎띠를 풀고 바르게 누운 다음 양쪽 발목 뒷부분의
   아킬레스건에 교정대를 놓는다.
② 교정대 위 10~20센티미터 높이까지 발을 들었다가 힘을 풀어 내리면서
   교정대에 아킬레스건을 가볍게 친다.
③ 오른발 20회, 왼발 20회를 1세트로 총 3세트 반복한다.

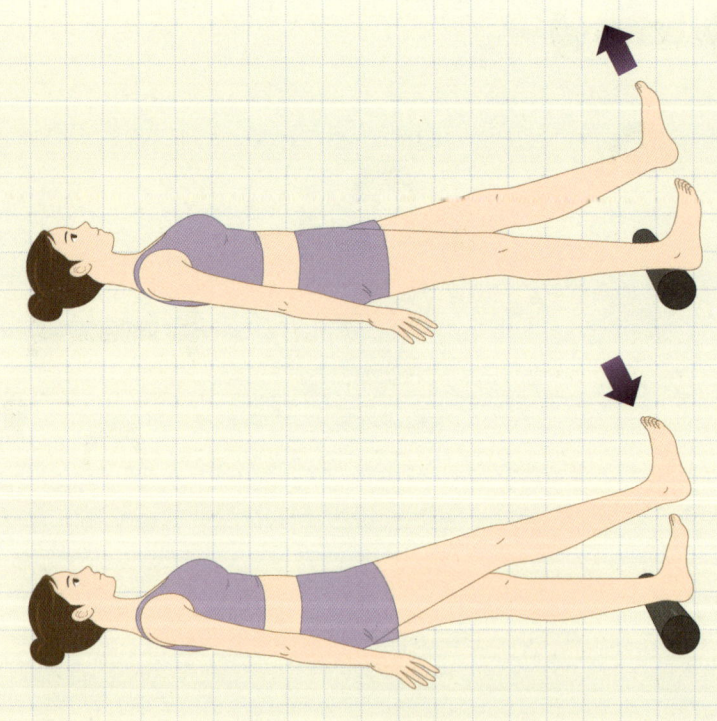

11 | 피로 회복에 좋은 운동

배부 근육 이완 운동이라고 부른다. 전체 근육을 이완하고 피로를 회복하는 데 좋은 운동이다. 처음에는 반드시 머리 쪽부터 시작해 교정대를 아래로 옮겨야 한다. 또한 통증이 없는 강도로 부드럽게 굴려야 근육이 잘 풀어진다. 혼자서는 할 수 없으니 다른 사람에게 부탁하자.

① 운동이 필요한 사람은 무릎띠를 풀고 엎드린다.
② 다른 사람이 교정대를 양손에 가볍게 잡고
    엎드린 사람의 목 뒷부분 근육에 올린다.
③ 교정대로 근육을 위아래로 크고 부드럽게 밀면서 문지른다.
④ 목 → 등 → 골반 → 장단지 → 종아리 순서로 ③번 과정을 반복한다.

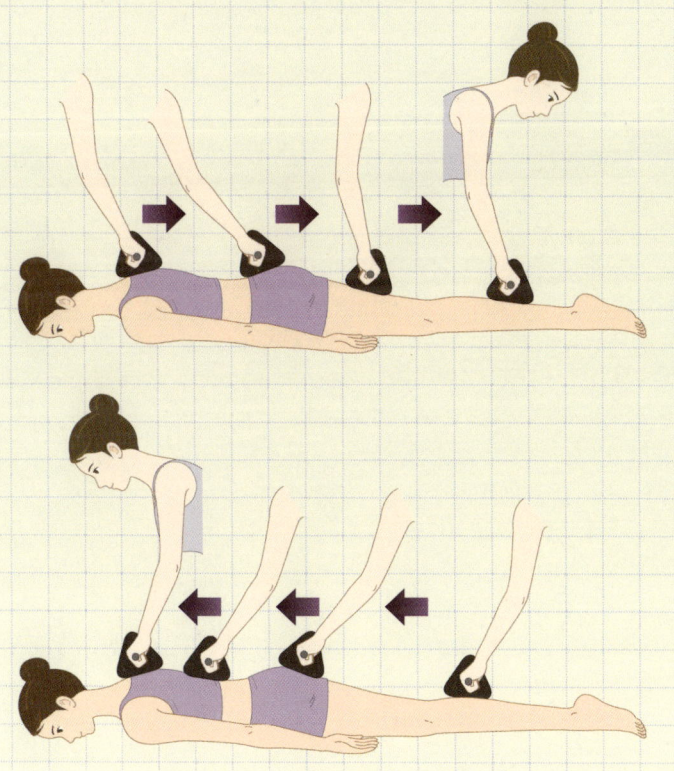

기적의 골타요법

초판 1쇄 발행 2018년 5월 2일
초판 3쇄 발행 2021년 8월 17일

지은이 유홍석
펴낸이 문채원
편 집 서주희
디자인 황경성
일러스트 오수진
마케팅 이은미

펴낸곳 도서출판 사우
출판 등록 2014-000017호
주소 서울시 양천구 목동동로 50, 1223-508
전화 02-2642-6420
팩스 0504-156-6085
이메일 sawoopub@gmail.com
블로그 http://blog.naver.com/sawoobook

값은 뒤표지에 적혀 있습니다. 잘못 만든 책은 서점에서 바꾸어 드립니다.
이 책은 저작권법에 따라 보호받는 저작물이므로 무단전재와 무단복제를 금합니다.

ISBN 979-11-87332-20-6 13510

이 도서의 국립중앙도서관 출판시도서목록(CIP)은 e-CIP 홈페이지(http://www.nl.go.kr/ecip)에서 이용하실 수 있습니다.(CIP제어번호: CIP2018010454)